子どもの風邪

新しい風邪診療を目指して

にしむら小児科　西村龍夫 著

南山堂

はじめに

医療で"風邪"を診るということ

　わが国の医療制度の特徴は，国民皆保険とフリーアクセスにある．こういった医療制度の最大の長所は，「誰もが，必要と思ったときに医療を受けられる」という安心感と平等性にある．日本は世界一医療機関へのアクセスがよい国であるといえる．

　これはわが国の医療制度における最大の利点であるが，医療機関へのアクセスのよさは，軽症患者でも簡単に受診できるということにつながり，過剰診療に傾きやすいことに注意が必要である．実際に日本では，欧米の数倍から10倍もの小児患者が医療機関を受診しており，その大多数は風邪の子どもである．

　そのような状況であるにもかかわらず，わが国の小児科医は"子どもの風邪にどのように対処するか？"という問題に，真摯に向き合ってこなかった．保護者が満足するように，"念のため"の投薬を行っておくという考えが支配的であった．"風邪を引いて自然に治る"という経過に医療的介入が行われることが普通になっていたのである．また，風邪の診断はきわめてあいまいなため，医師がリスク回避のため投薬してしまうということも，その背景としてある．"子どもの風邪"に対し，小児科医はリスク回避のため，保護者は満足と安心のため，さまざまな投薬が行われてきたといえる．しかし実際は，風邪に対するほとんどの投薬に効果はなく，逆に新たなリスクを生み出していることさえあると思われる．われわれ小児科医は，子どもの最大の利益のために行動すべきだが，現在の小児診療はそれができているのだろうか？

　医療的介入の最大の問題は，保護者（主に母親）が「自分が治した」という経験をする機会を損なってしまうことである．その結果，母親は自然に治る風邪を，投薬のおかげで治ったと勘違いしてしまうことが多い．風邪の最大の治療は母親によるホームケアである．人は苦しいときに助けてもらえれば，ずっと覚えているものだ．子どもが風邪を引いたとき，愛情をもって看病された経験は母と子の絆を固いものにするだろう．風邪の子どもに対し，小児科医は投薬よりもホームケアのサポートをするべきなのである．

　今後も多くの子どもたちが風邪で小児科外来を受診するだろう．小児科医の使命は"子どもたちの健やかな成長と発達をサポートする"ことであり，そこに大きな社会的意義があるのは疑いがない．真に子どもたちのためになる診療をしてこそ，小児科医が社会で存在感を示し，社会的地位を上げることができるのである．子どもの風邪診療を変えていこうではないか．それは小児科医自身のためでもある．

2015年7月

西村龍夫

CONTENTS

I 風邪ってなんだ？

1. なぜ食い違うのか … 2
2. 風邪の定義 … 10
3. 風邪とリスク … 17
4. 風邪教育の必要性 … 23

II 風邪の病態生理を考える

1. 風邪の自然経過 … 32
2. ウイルスと細菌 … 35
3. 発　熱 … 47
4. 鼻　汁 … 49
5. 咳　嗽 … 52
6. 喘　鳴 … 63

Ⅲ 風邪の治療って？

- ① 風邪と抗菌薬 74
- ② 風邪薬の効果 82
- ③ 医療制度の弊害 93
- ④ 負のスパイラル 97

Ⅳ 風邪とリスクマネジメント

- ① 治療より診断 102
- ② 風邪のリスクマネジメント 107
- ③ 見逃したくない病気 126
- ④ 名医が子どもを苦しめる 129

Ⅴ 新しい風邪診療

- ① 風邪は治すもの？ 152
- ② 子どもの視点でみてみよう 154
- ③ ダメ出しよりポジ出し医療へ 160
- ④ 決定版！ 風邪の治療 162
- ⑤ それでも小児科医は素晴らしい 164

索　引 171

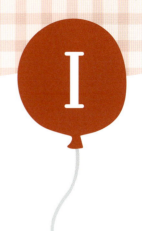

風邪ってなんだ？

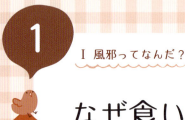

I 風邪ってなんだ？

なぜ食い違うのか

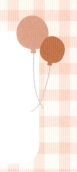

　ほとんどの小児科医にとって，生涯最も診察する機会の多いのが風邪患者であると思われます．診療所や中小規模の病院，救急病院では毎日のように多くの風邪患者が来院しているし，大病院の専門外来を行っていても，いくらでも風邪患者を診察する機会があるでしょう．

　また，自分で子どもを育てた経験がある医師は，何度も"子どもの風邪"で悩まされた経験があるはずです．小児科の研修を受けていても，赤ちゃんが産まれて初めて熱が出たとき，慌てて病院に連れていって先輩に診察してもらった，という医師もいます．自分のことならともかく，子どもが熱を出してつらそうにしているときは，医師でも不安を感じることが多いのです．ましてや，一般の保護者が不安を感じるのは当然でしょう．

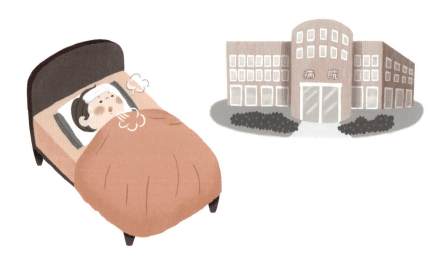

1 なぜ食い違うのか

　子どもの風邪は最も頻繁に遭遇する健康上のトラブルであり，小児科医にとってきわめて重要な疾患であるといえます．しかし，ほとんどの小児科医は"風邪"診療の教育を受ける機会がなかったのが事実ではないでしょうか．できれば風邪診療は避けて通りたいものと考える小児科医も少なくないと思います．その理由の1つとして，風邪診療は疾患の重篤度のわりに手間がかかり，またその後のトラブルが多いことがあげられます．
　たとえば，次の症例はどうでしょう？

> **患　児**　2歳0ヵ月，女児
> **主　訴**　発熱，咳嗽
> **生活歴**　兄弟はいない．2ヵ月前に近くの保育所に入所した
> **現病歴**　1週間前から鼻汁と咳嗽が続き，昨晩から発熱したため，母親と来院．夜間の最高体温は39.1℃だった．夜はぐったり感があったが，朝になり徐々に元気が出てきた．朝食は普段の半分くらい．水分はやや摂りにくそうにしている
> **既往歴**　特記すべきことなし
> **来院時現症**　身長88.8cm（＋1.45SD），体重13.2kg（＋1.54SD），体温37.9℃．その他のバイタルは異常なし．意識レベルは清明で，大きな声で泣く．咽頭粘膜は正常．鼻腔は膿性鼻汁多量．中耳は軽度の膿性貯留液がみられるが，鼓膜の腫脹はない．胸部聴診では異常なし．心音は整．腹部は平坦，軟．髄膜刺激症状は認めない

　保育所などの集団生活では，上気道感染症を繰り返すことになります．このような子どもが来院することは多いでしょう．
　診察医はどう判断するでしょうか？　発熱1日目であり，全身状態も重篤ではない．"風邪"と診断してよいかもしれません．実際にそのように保護者に伝える小児科医は少なくないと思います．
　治療はどうするでしょう？　医学の教科書には風邪に効く薬はなく，対症療法しかないと記載されています．近年出版されたさまざまな風邪診療の本やガイドライン，論文には，対症療法の投薬さえすべきではないと書かれてい

I 風邪ってなんだ？

ることも多いのです．しかし，保護者は不安感を抱え，仕事を休んでまで子どものために受診しにきたようです．子どもを楽にしてほしい，できるなら治してほしいと考えるのは当然でしょう．また，仕事を何日も休めないという保護者側の事情も十分にわかります．

　診察医は風邪と診断したうえで，せっかく受診されたのだからと思い，咳や鼻汁の薬を投与するかもしれません．

　しかし，この子どもの熱は下がらなかった．咳も続くために，その後に別のクリニックを受診することになりました．後医は経過から「気管支炎」になっていると診断し，当然のように抗菌薬が処方されます．保護者は「気管支炎」という病名に驚き，最初に受診した医師が十分な治療を行わなかったために，風邪から"気管支"に"ばい菌"が入ってしまったと考えるかもしれません．図Ⅰ-1のように風邪は鼻やのどの病気と理解されますが，気管支はずっと奥にあります．気管支炎は"肺炎のなりかけ"と考える保護者も多いでしょう．保護者は怒り，前医に電話をかけて，「あなたのところを受診して風邪と誤診された！」と文句をいうかもしれません．

　このような経験がある小児科医はどのくらいいるでしょう？「わたしは見逃したことはない」という小児科医はいないはずです．100％の小児科医が，保

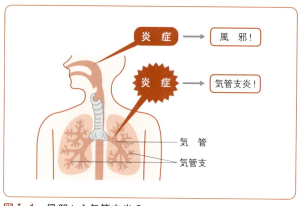

図Ⅰ-1　風邪から気管支炎？

護者に"見逃し"を責められた経験があると断言できます．こういった経験は，とくに病初期を診ることが多いプライマリ・ケアや救急施設では，普通にあることなのです．

その結果，前医はどう思うでしょうか？「自分の治療が悪かったからかもしれない．気の毒なことをした」と考える医師もいるかもしれません．あるいは，後医との診断のギャップに疑問をもつかもしれません．「わからず屋の親だな」と保護者に責任転嫁することもあり得ます．いずれにせよ，精神的なダメージは大きいでしょう．「正当な診療を行っているにもかかわらず，なぜ非難されなければならないのだ」と憤り，モチベーションの低下につながることも少なくないと思われます．保護者との関係も悪化し，来院患者が減ることによる病院経営への影響も懸念されます．何より，不信感を生むことは，子どもがよい医療を受けることの妨げになってしまうことでしょう．

現状の小児プライマリ・ケアの現場では，同様のことが繰り返し起こっています．何が問題なのでしょうか？

キーワードはコミュニケーション・ギャップです．コミュニケーション・ギャップとは「相互に理解しあうべきコミュニケーションで，その理解の仕方や価値観の相違，情報の不足などにより，食い違いをみせること」であり，その原因は相互認識の違いにあります．

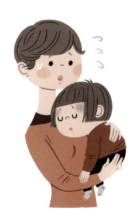

I 風邪ってなんだ？

　実は"風邪"という言葉の概念はきわめてあいまいなものであり，小児科医の間でも議論になることが多々あります．実際，個々の医師の"風邪"の概念の違いに驚くことも少なくないのです．同じ医学教育を受けた医師の間でもそうであるのに，医師と保護者，保護者同士の間で，"風邪"という言葉の意味が異なるのは当然です．風邪の議論を始める前には，その言葉がもつ意味を考えなくてはならないでしょう．

　一般的に"風邪"という言葉はさまざまな意味で使われます．ちょっとした熱，咳，鼻汁症状に対して使用されることもあれば，体に多少の倦怠感がある場合にも"風邪"という言葉が用いられることもあります．「お腹の風邪」と，胃腸症状にも使われることがあるでしょう．
　気道感染症に限っても，非常に限定的な鼻炎症状のみ"風邪"と呼ぶ医師もいれば，かなり症状が強くても，"風邪"だという医師もいます．前述のように，症状が長引いたり強かったりすると，風邪という言葉を避けて，"気管支炎"とする医師もいます．風邪と気管支炎は違う病気なのでしょうか？
　図 I-2 に気道感染症の重症度の概念図を示します．生命にかかわるほど重症なものは濃い色で，呼吸管理や酸素が必要な場合はそれよりも若干薄く，症状が強いので念のため入院するという例はもう少し薄い色になります．ほと

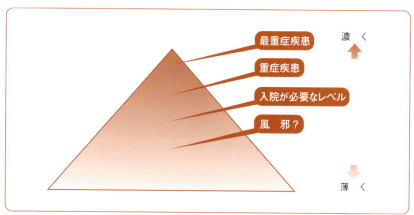

図 I-2　気道感染症の重症度

んどの気道感染症は入院の必要はなく自然治癒しますが，そういったケースでも真っ白になることはなく，さらに薄い色からほとんど色がついていない例まで連続的に変化します．

なお，このようなスペクトラムの考えは，気道感染症に限らず，どのような疾患にも当てはまります．たとえば，感染症以外では川崎病，アレルギー疾患である気管支喘息，皮膚炎などを考えてみればどうでしょう？　どのような疾患も，白か黒かの二元論では語ることができず，スペクトラムとなるのです．

現在の保険制度では，診断名をつけなければ保健請求ができないことになっています．図Ⅰ-3にレセプトの例を示します．なお，レセプトとは，患者が受けた診療について，医療機関が保険者（市町村や健康保険組合など）に請求する医療報酬の明細書のことです．この書類を完成させて，医療機関は診療報酬をもらうことになっています．左上に病名が並び，右下に投薬や処置が書き込まれることになっており，投薬や処置などの医療行為が適切かどうかは，病名とつき合わせることで判断されています．つまり先に診断がないと，医療行為が許されないわけです．

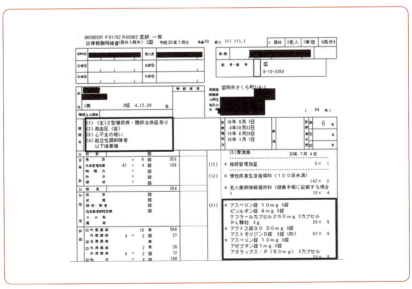

図Ⅰ-3　レセプトの例

I 風邪ってなんだ？

　こういった制度は医師の思考にも強く影響しており，後述する医学教育と相まって，疾患のカテゴライズが診療のなかに深く入り込んでいるのです．気道感染症のごく軽症のものだけを風邪と呼ぶのか？ 熱や咳が続いても風邪なのか？ どこまでを風邪と呼ぶのかは，それぞれの医師の考え方や経験に依存するので，統一は困難です．スペクトラムであるものをカテゴライズしなければならないところに大きな問題があります．

　カテゴライズの考え方は基本的に白黒をはっきりさせる二元論であり，風邪診療に合わないのです．また，医療制度上，風邪（普通感冒）よりも気管支炎のほうが検査や投薬できる範囲が広く，治療に積極的な医師ほど，風邪よりもほかの診断名をつけることが多くなります．保護者は一般に，このような事情を理解できないため，「風邪か，風邪でないのか」を問題にします．いろいろと説明したうえで，最後に「それで，風邪ですよね？」と聞く保護者も多いでしょう．カテゴライズされた病名のほうが理解しやすいし，医師にとっても説明が簡単であるという事情もあります．

　個々の医師が考える風邪概念の差，医師と保護者の意識の差を埋めなければコミュニケーション・ギャップの解消は難しいでしょう．そのためにはどのようなアクションをすればよいのでしょうか？

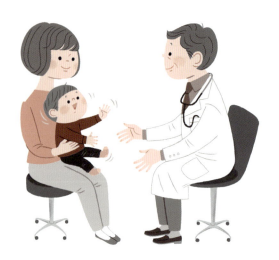

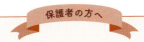
保護者の方へ

　医師でも，自分の子どもに熱が出れば慌ててしまうものです．ましてや，若いお母さん，お父さん，お孫さんが可愛くて仕方ないおばあちゃん，おじいちゃんが，子どもの熱でびっくりするのは当然で，お気持ちはとってもよくわかります．でも，風邪って非常に手ごわいもので，医者でもはっきりした診断はできません．治療法もありませんし，風邪薬もほとんどの場合は無意味です．

　日本では，1回の風邪でも，いくつもの病院を受診することがありますね．これは，フリーアクセスという制度で，どこを受診するのも自由だからです．実は，世界のほとんどの国はかかりつけ医制度ですから，契約しているお医者さんの診療予約をとって，何日か後に診てもらうことになります（緊急の場合は救急病院が診てくれますが，高額の医療費がかかります）．

　あちこち受診した結果，ある先生には風邪っていわれたり，ある先生には気管支炎っていわれたりでは，混乱してしまいますよね．使われるお薬が違うことも少なくありません．お願いしたいのは，風邪が治らないからといって別の病院に行って違う治療をしてもらおうと思わず，できるだけ最初に受診した病院に行ってください，ということです．診てもらうのは小さい頃からずっと受診しているかかりつけのお医者さんがベストといえます．病気は，経過をきちんとみることが重要です．しっかりした小児科の知識をもっていれば，風邪と診断するお医者さんも，気管支炎と診断するお医者さんも，ひどく悪くなったときの対処は同じで，また，治り方も変わりません．

　医者によって病名が変わったり，お薬が変わったりするのは，わたしたち医師の責任です．日本の医学会が，これまで"風邪"の診療にあまり熱心に取り組んでこなかったからなのです．風邪で病院にかかるのが一番多いのだから，そこをきちんとしてくれないと困りますよね．

　今，ようやく多くの医師がそれに気づいて，"風邪"診療をなんとかしようという機運が高まっています．とくに小児科の医師は子どもの風邪に熱心です．頑張って一番よい風邪診療をみつけて，それを統一見解にしますので，もうしばらくお待ちください．この本が，そのための一助になるように願っています．

2 風邪の定義

I 風邪ってなんだ？

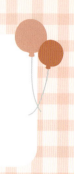

　風邪の議論を進める前に，"風邪"という言葉が何を示しているのかをはっきりさせなければいけないでしょう．

　一般的には，風邪は呼吸器の感染性疾患です．そこで，日本小児呼吸器疾患学会と日本小児感染症学会が共同で作成した『小児呼吸器感染症診療ガイドライン2011』をみてみることにします．普通感冒の項目が風邪に当たると思われますが，以下のように記載されています[1]．

> 普通感冒とは，「鼻汁と鼻閉が主症状のウイルス性疾患で，筋肉痛などの全身症状がなく，熱はないか，あっても軽度なものを指す．鼻炎といわれるが，より正確にはrhinosinusitis（鼻副鼻腔炎）である」と定義されている．軽度の発熱とは，概ね38.5℃未満と解釈される．

　この定義は小児科の世界的な教科書とされているNelson Textbook of Pediatricsのcommon coldの記述に準じたものと思われます．念のため，Nelsonの記載も下記に示しておきます[2]．

> The common cold is a viral illness in which the symptoms of rhinorrhea and nasal obstruction are prominent; systemic symptoms and signs such as headache, myalgia, and fever are absent or mild. It is often termed *rhinitis* but includes self-limited involvement of the sinus mucosa and is more correctly termed *rhinosinusitis*.

　実はこのガイドラインの定義のなかに風邪診療の問題点が凝縮されているのです．

この定義は日本のプライマリ・ケアにおける"風邪"の定義として使えるでしょうか？

次の症例提示をみてください．

患　児	4歳6ヵ月，男児

主　訴　発熱，咳嗽，鼻汁
現病歴　昨晩から発熱，鼻汁があり，朝から軽度の咳嗽が出現したために来院．食欲は普段どおりにあり，水分も摂れている
既往歴　特記すべきことなし
来院時現症　身長100.6 cm（−0.70 SD），体重15.9 kg（−0.38 SD），体温38.9℃，その他のバイタルは異常なく，重篤感もない

同程度の症状の子どもは，プライマリ・ケアの一般外来を多数受診します．この病気は"風邪"なのでしょうか？　それともほかの病気に分類すべきなのでしょうか？

まず，保護者の立場ではどうでしょう？
おそらく，多くの母親は「風邪引いたよね！」って思うでしょう．

しかし，前にあげたガイドラインの定義によると，上の症例の子どもは「普通感冒」には当てはまらないことがわかります．まず，ガイドラインには「鼻汁と鼻閉が主症状」とあり，咳嗽の記載はありません．咳をすれば風邪ではないのでしょうか？　むしろ乳幼児では，咳を伴わない風邪のほうが珍しいように思います．

体温はどうでしょう．ガイドラインでは，普通感冒は「38.5℃未満」と書かれています．しかしながら，子どもの体温は容易に上下します．風邪であると確認するためには，体温をずっとモニターしておかなくてはいけないことになります．保護者がそれほど頻繁に体温を測定することはできるでしょうか？　乳幼児では風邪でも高熱が出ることは普通にあり，38.5℃以上になると

I 風邪ってなんだ？

いきなり風邪でなくなるのであれば，高い熱が出た場合に保護者の負担や不安感が増してしまうでしょう．

さらに，風邪は「ウイルス性疾患」であるとしてよいのでしょうか？ 日常診療でウイルスを証明するのは困難です．検査で証明できるのはインフルエンザウイルス，RSウイルス，アデノウイルスなどの数種類だけなのですが，風邪をウイルス性疾患であると定義すれば，必要以上にこれらの迅速検査を多用する結果になってしまいます．病原体にこだわることは，余計な検査が増えることにつながり，子どもに痛い検査を強いたり，医療費が増したりすることの原因になっているものと思われます．

II-2-B (p.40)で詳しく説明しますが，気道感染においてウイルスと細菌は相互作用で症状を起こすわけですから，プライマリ・ケアでウイルス感染症と細菌感染症をクリアカットに分ける必要はないと思われます．

次に気道感染症のカテゴライズの問題があります．ガイドラインでは，呼吸器疾患を部位別に分類しています．
① 鼻　炎
② 咽頭炎
③ 扁桃炎
④ 副鼻腔炎
⑤ 喉頭炎
⑥ 気管炎
⑦ 気管支炎
⑧ 細気管支炎
⑨ 肺　炎
⑩ 胸膜炎

普通，感冒は上気道炎と定義されています．一般的な分類は図I-4のごとく，喉頭から上が上気道とされます．では，鼻炎から喉頭炎までが上気道炎なのでしょうか？ その下部に波及すれば風邪ではないのでしょうか？

気道は連続しているものであり，とくに乳幼児は鼻と咽頭，喉頭，気管は

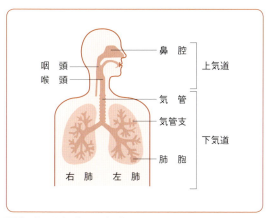

図 I-4　上気道と下気道

近接しています．ウイルスなどの病原微生物は，粘膜から粘膜へと次々に感染が広がるため，特定部位のみに病変が限定されるわけではありません．
　このような部位別の考え方は，日本の医学教育が臓器別に分析的に行われてきたという伝統に由来します．医師は医学部に入る時点で理数系であり，分析的思考に慣れています．部位別に病態を考えるほうが理解しやすいのです．
　重症化し，入院して治療しなければいけない場合には，病変部位を特定する必要があるかもしれません．しかし，プライマリ・ケアには，このようなカテゴライズによって風邪の定義をすることは馴染まないのです．気道は一体となっています．風邪は上気道炎に限定した病名であるという固定観念はいったん捨て去ったほうがよいと思います．

　このようにガイドラインでは"普通感冒"を診断できるもの，きっちりとカテゴライズできるものとして記載されています．ここに実際の臨床との大きなギャップがあるのです．アメリカの"common cold"やガイドラインの"普通感冒"は，日本の風邪の概念とは異なるものであることに注意が必要です．

　それでは，プライマリ・ケアで使える風邪の定義を考えてみましょう．日本でプライマリ・ケアを受診するときは，病初期であることが多いので，そ

I 風邪ってなんだ？

の時点での判断には常に不確実なものが入ってくることになります．風邪は正確な診断名ではあり得ないので，特定の症状や病原微生物，体温などで規定する必要はないと思われます．従来の医学のカテゴライズの考え方にとらわれないほうがよいのです．

そこで，この本での風邪の定義は，「ほぼ自然治癒が見込める軽症の気道感染症」とします．"ほぼ自然治癒が見込める"という言葉には，少ないが一定の割合で悪化するかもしれないという意味を含みます．"軽症"というのは，現時点で入院を必要とするほどの緊急性はないという意味です．

まずは，図I-5に示すように，医師と患者で風邪の概念を共有できるようにすることが大切です．今は経過をみればよいけれども，悪化したら適切に対処する必要があるのが風邪なのです．カテゴライズによって，風邪は必ず治るものと思ってもらうのは危険だと思われます．

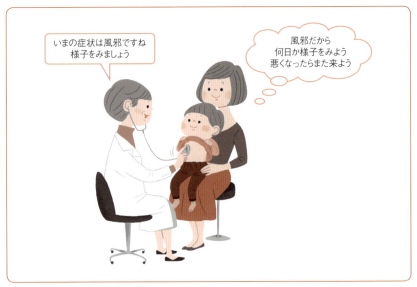

図I-5　風邪概念の共有

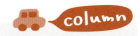

投薬よりもコミュニケーション

「診察後に文句をいわれたくないから」という理由で風邪でも抗菌薬を処方されることがある．また，「熱心に治療する姿勢を保護者にみせなければいけない」という理由を述べる医師もいる．たしかに，最初は風邪症状で，その後に症状が出て診断できる病気は無数にあるが，抗菌薬で予防できる病気はほとんどない．風邪診療で患者からクレームがあった場合，診察医に足りなかったのは，治療ではなく，十分なコミュニケーションである．普段から風邪の概念が共有できていれば，こういったトラブルは少なくなる．

中耳炎と鼻副鼻腔炎

『小児呼吸器感染症診療ガイドライン2011』は，中耳炎，鼻副鼻腔炎を対象外とすると冒頭で述べているが，それに反し，感冒はrhinosinusitis（鼻副鼻腔炎）であると明確に記載されている．

Ⅱ-2-A（p.36）で詳しく説明するが，乳幼児では鼻と副鼻腔は一体になっており，中耳も隣接しているため，気道感染症の診療には中耳炎や鼻副鼻腔炎の診断は必須である．こういった項目が欠如している点からも，このガイドラインがプライマリ・ケアを対象としていないことがわかる．

風邪は若い医師に任せられる

風邪の診療は，若い医師に任されてしまうことが多い．本文でも書いたが，風邪は不確実なものであり，後のトラブルが起こりやすいために，病院である程度のポジションにある年配の医師は，風邪診療に携わることを避ける傾向にある．若い医師が最初に診て，"風邪"だと判断し，経過観察を指示したものが，後になって重症疾患だとわかることもある．年配の医師ほど，"風邪に抗菌薬"の歴史が長いため，先輩から「なぜ放っておいたのだ！」と責められることもあるようだ．

しかし，後医は名医である．最初に先輩医師が診察したとしても，診断がついたかどうかは定かでないだろう．風邪は病初期であればあるほど不確実性が高く，判断は難しい．明らかな見逃しがなければ，診断のために必要な経過観察を行ったことを責められるべきではない．

I 風邪ってなんだ？

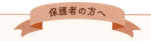
保護者の方へ

　ここに書いたように，医者の間でも，"風邪"の扱いには大きな混乱があるのです．専門家の集まりである"学会"でも，風邪に関して取り上げられることはほとんどありません．一番多い病気なのに変ですね．医者がしっかりしないから，はっきり"風邪"といえないのかもしれません．

　お子さんに，熱や咳，鼻水など，いわゆる風邪症状が出たとき，お父さん，お母さんにとって，何が大切なのでしょうか？ 何が知りたいでしょうか？

　おそらく，最も知りたいのは，お子さんが治るかどうかという見通しでしょう．

　もちろん，医師でも未来の予測はできません．「絶対に治るのか？」なんて聞かれてもわからないのです．だけど，わたしたちはたくさんのお子さんを診察してきています．お父さん，お母さんよりはちょっぴり経験があるので，多少の予想はお話することができます．そんなときに風邪という言葉を使っています．つまり，風邪は「今は様子をみてもいいけど，症状が悪くなったらまた受診してください」という意味なのです．

　逆に，「風邪だから放っておいていいんだ！」なんて思わないようにしてください．大切なのは，自宅で安静にして，変わった症状がないか，ちゃんとお子さんをみてあげることなのです．家庭でのケアが最大の治療だということをわかっておいてくださいね．

Ⅰ 風邪ってなんだ？

風邪とリスク

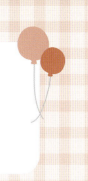

　風邪は不確定なものです．それゆえにプライマリ・ケアの医師は「悪くなったらどうしよう？」と考えがちになり，過剰な治療を行ってしまう原因となっています．これを防衛医療と呼びますが，どうすれば医師の不安感を取り除き，防衛医療を減らすことができるでしょうか？

　このとき必要なのはリスク管理の考え方です．リスクとは問題となる「ダメージの大きさ」に「その発生確率」をかけたもので，ダメージの統計学的期待値のことです．不確定な物事を前向きに考え，判断する指針とすることができます．

　人は常にリスクを考えながら行動しているものでしょう（図Ⅰ-6）．たとえば出張にクルマで行くのか，電車で行くのかを考えるとき，クルマで行くのは早いが事故の危険性が高い，一方電車は安全で確実だけれども移動の時間がかかるとします．時間がかかるというのも1つのリスクですから，事故リスクと

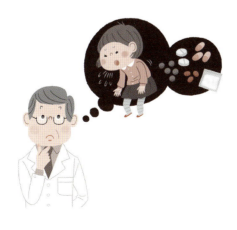

I 風邪ってなんだ？

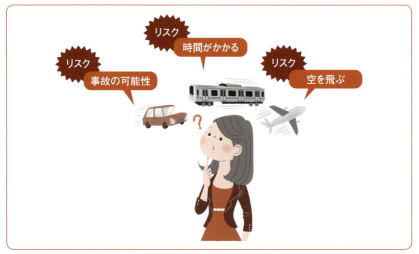

図 I-6 リスクを考える

時間のリスクを比較して，どちらで出張に行くかを決定するでしょう．このようにリスクを制御するための一連の行為を総称してリスク管理と呼びます．結果として時間はかかったとしても事故の可能性が低いほうがよいと考え，電車を選ぶというのは，リスク管理を行ったということです．

　また，リスクの感じ方は各人で異なることにも注意が必要です．クルマの運転に慣れている人は事故リスクを低く感じるかもしれないし，お金持ちはコストリスクを低く見積もるでしょう．

　出張に行くのに，さらに飛行機で行くという選択があるとします．飛行機は統計学的には死亡事故は最も低く，安全な移動手段ですが，空を飛ぶということで，飛行機での移動を極度に怖がる人がいます．そうでなくても，墜落事故の映像をみた後などは，リスクを過剰に感じる人が多くなるでしょう．逆に，F1レーサーが速く走れる理由の1つは，"クラッシュして命を落とすかもしれない"というリスクを常人より低く見積もるからです．このように，リスクを実際より極端に大きく，または小さく判断してしまうのは"リスク認知の歪み"といいます．

　リスクに関しては，さまざまな解説本が出ているのでそちらに譲りますが，**表 I-1**にハーバード大学のリスク解析センターが発表したリスク認知に影響

表Ⅰ-1　リスク認知に影響する10因子

①恐怖心
　目の前で熱性けいれんをみた母親は，次からも発熱を怖がる
②制御可能性
　子どもの病気をコントロールできないものと考えると，リスクを高く感じる
③人工か自然か
　人工物はリスキーに感じる：自然感染よりワクチンを怖がる，必要以上に薬を嫌がるなど
④選択可能性
　自分で選び取ったリスクは小さく感じる：ワクチンや投薬は強制されるとリスクを高く感じる
⑤子どもの関与
　子どもにかかわるリスクは強く感知される
⑥新しいリスク
　なじみの病気より，経験がない病気のほうがリスクを高く感じる，赤ちゃんの初めての熱でリスクを感じるのも同様
⑦意識と関心
　大きく報道され，人々の意識にのぼっているものはおそろしく感じる：食物アレルギーのことが大きく報道されると，赤ちゃんに卵を食べさせるのが怖くなるなど
⑧自分に起こるか
　自分にかかわってくる可能性が少しでもあると，リスクは大きく感じる：海外でエボラ出血熱が流行していても不安はないが，国内で患者が発見されたという報道があれば一気に不安感が強まる
⑨リスクとベネフィットのバランス
　その行動から利益がないと思うと，リスクを強く感じる：あまり効かないと思っているワクチンは，リスクを強く感じる
⑩信　頼
　リスクの伝え手，決定者に信頼感がないとリスキーに感じる：信頼を感じていない医師を受診すると不安になる

（文献3）より）

する10個の因子をあげておきます[3]．"子どもの関与"はリスクの感じ方を大きくすることがわかっていますが，これはヒトの防衛本能として当然でしょう．

　風邪の診療でもリスクの考え方に沿って問題を整理し，判断の基礎とすることが必要です．

　リスクのダメージの大きさで最大のものは感染症による死亡です．実際のところ，どのくらいの死亡リスクがあるのでしょうか？　かつて，呼吸器感染症や腸管感染症は乳幼児の健康被害の大きな原因でした．図Ⅰ-7のように約50年前の1960年の統計では乳児死亡率は，出生1,000に対し約30であり，現在の10倍以上もの死亡率だったのです[4]．そのなかで肺炎などの呼吸器感染症は死因の大きな割合を占め，続いて腸管感染症であり，日常的な感染が乳幼児への脅威であったことに疑いはありません．しかし，その後，死亡率は

I 風邪ってなんだ？

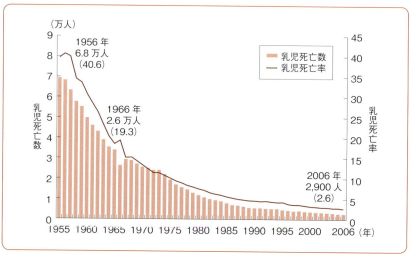

図 I-7　乳児死亡数と死亡率（出生1,000対）　　　　　　　　　　（文献4）より）

表 I-2　子どもの死因

年齢(歳)	1位	2位	3位	4位	5位
0	先天奇形など	呼吸障害など	乳幼児突然死症候群	不慮の事故	出血性障害など
1〜4	先天奇形など	不慮の事故	悪性新生物	心疾患	肺炎
5〜9	不慮の事故	悪性新生物	その他の新生物	心疾患	肺炎，先天奇形など
10〜14	悪性新生物	自殺	不慮の事故	心疾患	先天奇形など

（厚生労働省：平成25年人口動態統計月報年計（概数）の概況より）

急速に低下し，現在では出生1,000に対し，約2.4程度となっています．

2013年の0歳の死亡原因をみると1位は先天奇形などであり，2位は呼吸障害など，3位は乳幼児突然死症候群，4位は不慮の事故です．感染症の多くなる1〜4歳までの統計をみても，1位は先天奇形など，2位は不慮の事故であり，3位は悪性新生物，4位が心疾患，5位にようやく肺炎となっています（表 I-2）．

これらの数字が表すものは，乳幼児は明らかに感染症に対して強くなっており，かつて健康被害の大きな原因であった肺炎や腸管感染症による死亡リスクは，現在ではきわめて低くなっているということです．リスクが高かった時代とは，風邪の考え方を変えていかなくてはいけません．たとえば，現在では，抗菌薬をはじめとするさまざまな投薬を風邪に対して行うことで，リ

スクを下げられるかは否定的です．逆に副作用という，違うリスクのほうが大きくなるでしょう．

　風邪診療とはリスク管理そのものであり，正しい診療行為のためには，医師は常にリスクを意識していく必要があるでしょう．また，保護者のリスク認知は過大になりがちであり，周囲のさまざまな状況がその認知に強く影響することも意識すべきです．脳で処理されたリスクは"不安"という感情で出力されるため，あまりにリスクに過敏になれば，"不安感の高まり"から日常生活のストレスが増えてしまうことになるでしょう．

　日本の乳幼児は世界最高レベルの安全を手に入れています．しかし，"安全"であっても，"安心"であるとは限らないのです．現在の保護者は"安心"を感じているでしょうか？　いたずらに風邪のリスクを強調することは，かえってほかのリスクを増やす結果になってしまうように思います．

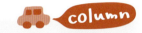

風邪恐怖症の母親

　以前，ある学校の教師から相談を受けたことがあった．風邪を引かせるのが怖いという理由で，インフルエンザのシーズンは子どもを長期に欠席させる母親がいるらしい．また，普段の学校生活でも「絶対にマスクをつけておきなさい」と子どもにいいつけている．「なぜそのようなことをするのか？」と聞くと，「小さい頃に風邪をこじらせて肺炎になったから」という理由であった．風邪の合併症として肺炎はたしかに気をつけなくてはいけないが，現在の日本で肺炎が生命にかかわるケースというのはきわめてまれだ．当時の担当医が，肺炎のリスクを強調しすぎてしまったのかもしれない．母親が軽い精神疾患をもっていることもあって，風邪のリスク認知が大きく狂ってしまっているようであった．こうなると学校生活ばかりか，子どもの心身面の成長と発達にも影響するだろう．

　急性疾患に対応することは大切だが，子どもが入院するとなると母親のメンタル面への影響は非常に大きい．場合によっては，急性疾患のリスク管理のつもりが，"長期にわたって母親の不安を増大させる"という新たなリスクをつくってしまうこともあるのである．

I 風邪ってなんだ？

ワクチンによるリスク管理

　風邪のリスクを下げることは難しい．発熱があったとして大急ぎで病院を受診しても，合併症を防ぐこともできないし，早く治ることもないだろう．そもそも，風邪はいつ引くかわからない．症状が出てから慌てて対処するのでは，保護者の負担が大きい．

　風邪に伴うさまざまなリスクを下げることができるのはワクチンである．たとえば発熱した場合，ワクチンがすべて済んでいれば，重症感染症の可能性はきわめて低くなる．風邪の治療をどうするかを論ずるより，まずはワクチンを接種するのが正解だ．

　しかし，副反応のリスクはゼロにはならないというロジックで，すべてのワクチンに反対する人々もいる．たしかに，接種しなければ接種に伴う副反応リスクはゼロであるが，その代わり，種々の感染症のリスクが上がることになる．リスク管理の点から考えると間違いだとわかるだろう．

　ワクチンに関しては，いろいろな思惑をもつ団体が，恐怖心を煽ったり低いリスクをやたらと強調したりする．これは人々のリスク認知を狂わせて，その行動をコントロールしようとしているのである．逆にワクチン接種を啓発するとき，病気の怖さを強調することはリスクの強調につながる．反対派と同じ土俵で勝負することはしないほうがよい．

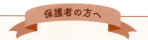

保護者の方へ

　お子さんを育てるうえで，最大のリスクはなんでしょうか？ それは，事故です．子育てにおいて，保護者が最も気をつけるべきことは，熱を出した，咳が出るというときに早く病院を受診するより，普段からの事故予防なのです．

　風邪で熱が出るたびに抗菌薬，鼻水や咳を止めるために風邪薬という保護者の方もいます．しかし，これはリスク管理としては間違いです．というのは，風邪に効く薬はありませんが，その一方で，非常にまれではありますが，薬の重篤な副作用が起こることがあるからです．風邪を引くたびにさまざまな薬を飲ませていると，わずかながら死亡率が上がってしまうのです．なお，ワクチンが死亡率を下げるのは確実です．「風邪に抗菌薬や風邪薬」より，まずはワクチンで子どもを守ってあげましょう．

Ⅰ 風邪ってなんだ？

風邪教育の必要性

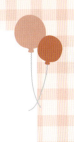

　ここでは風邪診療の教育の必要性について考えます．子どもの病気は"最初に風邪ありき"であり，小児医療に携わるすべての医師にとって風邪の教育は必須であると思われますが，実際はより専門性の高い疾患が優先されてしまい，風邪診療の教育はなおざりにされることが多いのが現状です．しかし，風邪を医学教育に組み込むことで，日本の医療の考え方までもが変わる可能性があると感じています．

　図Ⅰ-2（p.6）に示したように，気道感染症は色の薄い風邪がほとんどですが，なかにはより重症度の高い濃いめの色のもの，さらに濃い最重症のものまで，グラデーションとなっています．この疾患ピラミッドの色の濃さはリスクの大きさと読み替えられるでしょう．すべての病気は同じようなスペクトラムの形をとるために，臨床では病気の診断と同時にリスク評価が必須です．目の前の患者の病態が，連続したグラデーションのどのあたりに位置するかを，常に意識しておかなくてはならないということです．リスクが低い場合には，治療することがかえって別のリスクを増やしてしまう結果になることもあります．

　では，医師はどのように風邪診療の教育を受けてきたのでしょうか？　施設や年代によるでしょうが，非常に貧弱な教育しか受けていないというのが実情です．

　まず，わたし自身の受けた教育はどうだったかを書いておきます．わたしが卒業した1991年度は，医局制度が色濃く残っていた時代で，大学を卒業すれば大半は出身大学の医局に入局します．教授は社長のようなもので，その下に助教授（現在の准教授），講師の先生がいました．教授は人事権をもって

I 風邪ってなんだ？

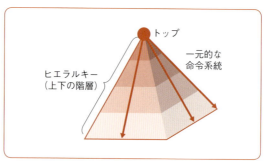

図 I-8　医局の組織イメージ

おり，それは「いつでもクビにできる」という絶対的な権力です．その教授をトップに，医局全体は上意下達の封建的な組織になります（図 I-8）．

　患者の診察は，教授や先輩のやり方をみて覚えました．最初は何もわからないので，教授や講師の先生の診察の横について，カルテに所見を書き込むのが仕事になります．今でも当時の教授が，診察しながら朗々と歌うように所見を話していたのを鮮明に覚えています．

- countenance（顔つき）：normal（正常）
- nutrition（栄養状態）：moderate（適度）
- cardiac sound（心音）：clear（雑音なし）
- lung sound（肺音）：no rales（ラ音*なし）
  　＊胸部聴診の際に聞こえる正常以外の音
- pharynx（咽頭）：slightly reddened（少し赤い）
- abdomen（腹部）：n.p.（とくに所見なし）

　上記のように所見を声に出すのを，カルテに英語で書き込むのです．この仕事はシュライバーと呼ばれていました．ここだけドイツ語というのは伝統でしょう．シュライバーをしながら，診察にきた子どもの顔つきは少し特徴があるとか，栄養状態に問題はないかなど，基本的なことを学んでいくわけです．

　しばらくすると病棟で入院した子どもの受けもちになり，毎日先輩医師の診察の物まねをしていくことになります．多少慣れてくると，3〜4ヵ月も経

たないうちに，救急外来で患者を診察することになりました．救急外来を受診するほとんどの患者は風邪だから，研修医でもなんとかなるだろうということと，なんといっても時間外は人手が足りないので，研修医も戦力として駆り出されるのです．そこで自分で薬を処方することを覚えていくのですが，わたしが教えてもらったのは以下のとおりでした．

熱があれば → 抗菌薬（セファクロル：ケフラール®，セファレキシン：ケフレックス®など）
熱＋咳 → マクロライド系抗菌薬（エリスロマイシン：エリスロシン®，クラリスロマイシン：クラリス®など）
咳 → 咳止め（チペピジンヒベンズ酸塩：アスベリン®，デキストロメトルファン：メジコン®など）
鼻汁 → 抗ヒスタミン薬（シプロヘプタジン：ペリアクチン®，d-クロルフェニラミン：ポララミン®，アリメマジン：アリメジン®など）
ぜいぜい → 気管支拡張薬（プロカテロール：メプチン®，ツロブテロール：ホクナリン®，テオフィリン：テオドール®など）

　救急外来には発熱と喘息発作のお子さんが多数来られました．喘息発作の対応はすぐに慣れます．吸入して，それでダメなら点滴して，とルーチンワークでこなせるからです．ただ，発熱は非常に怖い病気でした．なぜ発熱しているのか，ほとんどの場合はわからないからです．多くの先生は，"のどが赤いこと"を診断の根拠にしていました．ところが，わたしにはどの"のど"も同じにみえて，さっぱりわからないのです．ある先輩の医師に聞いたところ，「のどが赤いってのは，患者を納得させるためにいってるんだよ」ということで，深く納得しました．わたしも，のどをみて風邪と診断し，抗菌薬さえ処方していれば，自分の役割は果たせるだろうと考えていました．

　ある日，子どもに高い熱が出て心配して救急外来を受診した母親に，マニュアルどおりセファクロルを処方したことがありました．当時の救急外来は研修医が1人で診察していたので，翌日必ず，先輩医師の外来を受診してもら

うことになっていました．何か見落としがあるといけないからです．救急外来の翌日，当直明けに先輩医師の診察の横でシュライバーをしていると，昨晩受診した子どもが母親に連れられて来院しました．すでに熱は下がっているようでしたが，先輩の医師の診察中，わたしに気がついた母親が「この先生に処方してもらった薬がとってもよく効いて，1日で熱が下がりました！ また同じ薬を出してください」とお話されたのを鮮明に記憶しています．

さて，母親にはものすごく感謝されましたが，この薬は効いたのでしょうか？ 風邪は最初に発熱があり，通常は1～3日で解熱します．熱が高いほど保護者は不安になりますから，そこで救急を受診したわけです．当然その後に熱は下がりますが，それはおそらく自然経過だったのでしょう．しかし，「熱が下がったという事実をそこまで喜んでくれるとは」と，そのときは少々の違和感をもちながらも嬉しかったのを覚えています．

現在では随分変わってきたと思いますが，わたしと同世代の小児科医の風邪教育はこの程度のものです．最近になって，風邪診療でどのような診察や処方を行っているかというアンケート調査を何度か実施しましたが，ほとんどの小児科医が前述したような方針で診療しているようでした[5,6]．当時は仕方なかったのですね．

さて，昔話はこのくらいにします．当時の教育システムが今の風邪診療にどのように影響しているか，問題点を整理していきます．

A 研修施設の問題

風邪診療も大学病院で習うのが普通でした．現在も研修指定病院は大病院のことが多いと思います．ここが大きな問題で，大学病院や地域の基幹病院を受診する子どもは，一般の子どもと比べると圧倒的に重症のことが多いのです．救急を受診するケースでも，基礎疾患を抱えた子どもがたくさんいます．そのまま経験を積んでいって，市民病院やクリニックで普通の子どもの風邪を診療することになると，風邪でも危ないように思えてしまい，過剰な診断・

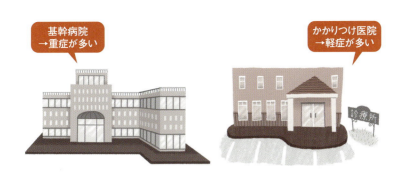

治療につながってしまいます．風邪に対する保護者のリスク認知は過剰になってしまいますが，医師のほうもそうであるために，余計にそれを助長してしまうことになるのです．

　研修に関しては，現在はかなり改善されていますが，同様の問題は残っています．大病院の研修制度では，風邪に限らず，多くの疾患で全体像を掴みにくいのです．また大学病院の組織はまだまだ封建的ですから，先輩医師のやり方を批判しにくいため，医局全体で間違った処方をずっと受け継いでいるということもあり得ます．それが大きな問題にならないのは，風邪はどのような治療を行っても，最終的には治る病気だからです．

B 診察と診断

　当時は，個々の医師が経験則で診察から診断まで行っていました．内科には優れた診断学の本がありましたが，小児科では所見をとるのが難しいこともあり，診断学の王道的なものはありません．

　当時の研修で最大の問題は，鼓膜や鼻腔粘膜を観察することを教われなかったということです．アメリカの小児科の研修では，当時から必ず鼓膜をみるように教えられていたようです．これには欧米人と日本人の耳垢の差があります．欧米人の耳垢は湿性のものがほとんどで，綿棒でぬぐってとりやすいのです．一方，アジア人の耳垢は乾性で，綿棒では取り除くことができません．子どもの頭を固定して，耳垢摂子でつまみ出す必要がありますが，小さい子どもは暴れるので危ないし，ひどく手間もかかります．加えて，1人当たりの

I 風邪ってなんだ？

診察時間は，日本のほうがはるかに短く，そこまで手が回らなかったこと，鼓膜観察に適した耳鏡がなかったことも影響していると思われます．子どもの風邪診療に鼓膜や鼻粘膜をみることは欠かせません．大病院での診療では必要性が低くても，プライマリ・ケアで診療を行うに当たっては，一気に重要性が増します．それを習わないままに風邪診療をしているというのは大きな問題です．

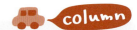

のどが赤い？

診察で"のどが赤い"ことが風邪の診断の根拠とされることがある．のどはどこをみているのだろうか？ みえるのは扁桃の一部と中咽頭後壁のみである．エンテロウイルスやアデノウイルスといった咽頭炎を起こすウイルスでは"のどが赤い"こともあるが，ほかの気道感染症でみえる範囲に所見があることは少ない．ウイルスが主に感染するのは，目視できる中咽頭ではなく，鼻腔から上咽頭にかけての鼻咽頭と呼ばれる部分だからだ．

咽頭の視診が，どの程度の診断根拠となるかは明らかではない．小児科医を対象とした調査でも，咽頭に有意な所見がある割合は，30％から90％まで非常に幅広く[7]，統一見解とはなり得ない．"のどが赤い"ことを風邪の診断根拠にすべきではない．

C 投　薬

大病院での診療では，どうしても治療を優先させる考え方になります．基本的に，"どのように治療するか"を学ぶことはできますが，"どの子を治療するのか"を学ぶことはほとんどないのです．

さらに，当時はとにかく目の前の症状をとることが診療のなかで優先されていました．発熱があれば抗菌薬を処方し，解熱薬を投与する．咳には咳止め，鼻汁があればそれを止める薬を処方するのが当たり前だったのです．発熱は診察だけで原因がわかるものではありません．前述のとおり，"のどが赤い"は，医者の方便でしかありません．医師はリスク回避のため抗菌薬を処方し，保

護者は安心のために抗菌薬を飲ませるのが当たり前になっていました．そのため，保護者の間に「風邪はのどにばい菌がついて起こるものであり，抗菌薬で治るのだ」という誤った風邪のイメージができてしまいました．

また咳や鼻汁などの気道感染症の症状は，生体の防御反応であり，止めないほうがよいのですが，保護者の満足度を上げるために，咳止め，鼻汁止めの投薬が行われてきたという歴史があります．

D 小児医療の変化と再教育の問題

近年，プライマリ・ケアの小児医療は劇的に変化してきました．外来でも手軽に使える便利な診断器具が次々に登場しています．なかでも大きな変化として，血液検査がベッドサイドで手軽にできるようになったこと，ウイルスなどの迅速検査がたくさん開発されたこと，耳鼻科専門医でなくても鼓膜や鼻腔の観察が可能になる性能の高い耳鏡が開発されたこと，などがあげられます．

また，診療場面の変化だけでなく，インターネットの発達により情報が得やすくなったというソフト面の影響も大きいのです．海外の臨床データが診察室にいながら手に入り，医師同士のネット上のコミュニケーションやディスカッションも可能になっています．

現在は，新しい情報に触れることが多い医師は治療優先の医療から脱却していますが，そういった情報に疎い医師は従来の医療を続けているという二極分化した状態になっています．スタイルを変えずに診療を続けていても子どもは治るし，保護者には感謝されるため，問題点はみえません．よほど意識が高い医師でないと，自ら現在の診療を見直そうとは思わないようです．

風邪診療の問題点は外部から指摘されないとわからないものですので，プライマリ・ケアの医師の再教育が必要です．現在，研修医の教育システムは整ってきていますが，プライマリ・ケアを担うようなキャリアを積んだ医師は教育を受ける機会がありません．また，新しい考え方をする医師は若い人が多いので，従来の年功序列に慣れた医師は，若手の意見を受け入れがたいこともあるようです．再教育を行うシステムづくりが必要です．

I 風邪ってなんだ？

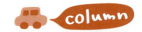

医師臨床研修制度

　医師の研修制度は1946年に創設された実地修練制度（いわゆるインターン制度）に始まる．この制度は医師国家試験の前に1年以上の研修を行うもので，国家資格のない状態で診療を行うことや，インターン生が無給であるなど多くの問題があり，1968年に廃止された．このときにつくられたのが臨床研修制度で，大学卒業直後に医師国家試験を受験し，合格後に2年以上の臨床研修を行うとされている．しかし，これは努力規定であり，実際には各医局の徒弟としてしばらく研修を受けた後，すぐに通常診療を行うことになっていた．この時代の医師の教育には大きな問題があったといわざるを得ない．2004年には新医師臨床研修制度が制定され，2年以上の臨床研修が必修となった．その目的の1つに「プライマリ・ケアの基本的な診療能力を修得する」ことが明記されている．そのため，新しい研修を受けた若い医師のほうが問題点をよく理解しているようだが，年功序列の医師の世界では発言権が弱い．また，彼らにはまだまだ経験がなく，診療の参考になるような臨床データが不足している．将来の小児医療，ひいては子どもたちのためにも，若い医師を導けるような臨床研究を行っていく必要がある．

★ 参考文献

1) 小児呼吸器感染症診療ガイドライン作成委員：小児呼吸器感染症診療ガイドライン2011, 協和企画, 東京, 15, 2011.
2) Turner RB, Hayden GF: The Common Cold. Nelson Textbook of Pediatrics, 19th ed, Kliegman RM, Stanton BF, St. Geme JW, et al (ed), Elsevier Saunders, Philadelphia, 1434-1435, 2011.
3) 佐藤健太郎：「ゼロリスク社会」の罠－「怖い」が判断を狂わせる, 光文社, 東京, 2012.
4) 厚生労働省：乳児死亡.
http://www.mhlw.go.jp/toukei/saikin/hw/jinkou/tokusyu/gaikoku07/05.html
5) 西村龍夫, 山本　淳, 有瀧健太郎, 他：外来小児科医を対象とした風邪患者に対する診療行為と投薬についてのアンケート調査. 外来小児科, 17 (3)：375-379, 2014.
6) 西村龍夫, 田辺卓也, 黒瀬裕史, 他：小児科外来を受診した軽症気道感染症の経過に影響する因子について. 外来小児科, 17 (2)：137-144, 2014.
7) 日野利治, 青木才一志, 絹巻　宏, 他：共同研究 臨床診断の根拠を調べる (集計報告). 外来小児科, 15 (1)：102-103, 2012.

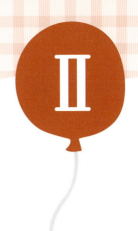

風邪の病態生理を考える

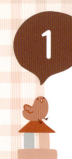
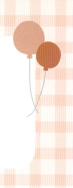

Ⅱ 風邪の病態生理を考える

1 風邪の自然経過

　風邪の診療を行うに当たって，風邪の自然経過を知っておくのは大切です．
　図Ⅱ-1に風邪の最も一般的な経過を示します[1]．原因となるのはウイルスがほとんどですが，発熱の多くは1〜3日程度でおさまります．時には5日ほど続くこともありますが，1週間以上になることはありません．ただ，いったん下がった熱が再び上がるといった二峰性の熱となることもあるのには注意が必要です．

　発熱から少し遅れて鼻汁が出ます．初期には，サイトカインの影響で血管の透過性が上がることによる水様性の鼻汁です．その後，壊れたウイルスや細胞の破片を貪食処理するため白血球成分が多くなり，膿性になっていきます[2]．

　最後に咳が出てきますが，発熱や鼻汁のピークとは，ずれるのが普通です．咳は徐々にひどくなり，悪いときには夜も眠れないほどの咳が出ますが，数日

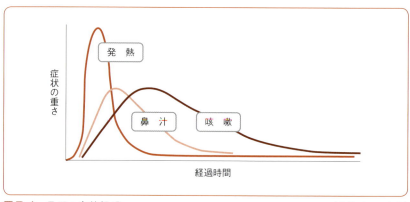

図Ⅱ-1　風邪の自然経過　　　　　　　　　　　　　　　　　　　（文献1）より改変）

で改善します．なお，風邪のなかで最も長引く症状が咳であり，数週間〜1ヵ月以上続くこともまれではありません[3]．

このように，風邪で最も初期から出る症状は発熱です．日本は早期受診が多いので，急に熱が出た際に受診すると，それが風邪の初期か，ほかの重症感染症かの鑑別は難しいのです．ですので，医師はリスクを避けたいという思いから，余計に抗菌薬を処方してしまいがちになります．

また，風邪の症状はいずれもピークを示した後，数日で改善していきます．このときに薬を飲んでいると，その効果で治ったと勘違いされやすいのです．

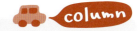

自然経過は意外に知られていない？

意外に思われるかもしれないが，ここに示したような風邪の自然経過を知らない医師は少なくない．多くの医師が風邪の教育を受けていないことに加え，風邪を治療することが当たり前になっているために，自然経過をみることがないからだ．投薬や医療的介入の効果があるかどうかを判断するためには，風邪の自然経過を知っておかなくてはいけないのだが，それを理解することなく，発熱に抗菌薬を投与して数日で解熱すれば，保護者だけでなく医師も薬の効果と考えてしまうだろう．

インフルエンザの迅速検査

「インフルエンザにかかっても，初期には検査が陽性にならない」ということは知られている．これは本文で述べた風邪の自然経過で説明できる．インフルエンザウイルスが鼻の粘膜細胞に感染すると最初に熱が出るが，鼻汁が出るまでは少しタイムラグがあるのだ．ウイルスの迅速検査は，鼻の奥の分泌物をとって，そのなかにウイルスがいるかどうかを調べる検査だ．発熱初期で乾いている鼻をぬぐっても，分泌物が採取できないために，ウイルスの検出は難しい．迅速検査は鼻汁や咳嗽症状の出た後に行うべきだろう．

Ⅱ 風邪の病態生理を考える

保護者の方へ

　実は風邪がどのような経過で治るかは誰にもわかりません．「熱が1日で下がるのか，1週間続くのか」「咳は軽くて済むのか，ひどくなるのか」，どんなに名医でも予測することは不可能なのです．ただ1つたしかなことは，どのような経過をとろうとも，風邪は最終的には治る，ということです．

　しかし，毎回のように"お薬"を飲ませていると，風邪が自然に治る，というごく当たり前のことが信じられなくなってしまいます．子どもは何度も風邪を引きます．自然に治るという感覚がなければ，風邪を引くたびに不安感が大きくなってしまいます．ぜひ，何も薬を飲ませずに，子どもの風邪の経過をみてください．大丈夫，治りますよ．風邪ですから．

　病院を受診する目的は，「現在の症状が危ないものかどうか？」という判断を医師に求めるためです．"治してもらおう"という気持ちをもたないほうが，よい医療を受けられると思います．風邪の際，医師のアドバイスは必要ですが，治療は不要だということです．そうやって保護者自身が風邪を治した経験は，子育ての自信につながるでしょう．

※ごくまれですが，予測が難しい合併症が出ることもあります．子どもの様子をよくみておくことは必要です．なお，こういった合併症は薬で防ぐことはできません．

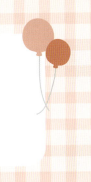

Ⅱ 風邪の病態生理を考える

ウイルスと細菌

　ウイルスや細菌と聞くと，なんだかおそろしいイメージではないでしょうか？　保護者はなおさらだと思われます．もちろん，わたしたちの体のなかには何万種，1,000兆を越える細菌が住んでいます．ウイルスに関しては，細菌のように通常の顕微鏡ではみえず，数えることはできませんが，海水1滴のなかに1,000万ものウイルスが存在するという事実があります[4]．生物は海水から生まれたということを考えると，わたしたちの体のなかにも外にも無数のウイルスがいるのは当然です．それなのに，ごく一部の病原性を示すもの以外は，その存在さえよくわかっていないのです．

　ウイルスや細菌のイメージが悪いのは，ひとえに情報の偏りでしょう．「エボラウイルスで，何万人もの人が亡くなっている」とか，「病原性大腸菌で〇〇名が食中毒を起こした」という情報が多々入ってきます．つまり，病原性のウイルスや細菌に関してはたくさんの情報が発信されますが，普段わたしたちの体に住んでいる"必要な"ウイルスや細菌の存在は誰もが無視しているわけです．実際は，ウイルスや細菌抜きには生きられないはずなのですが……．ヒトに限らず，生物は無数のウイルスや細菌のなかで一定の秩序（ホメオスタシス）を保っているものと理解できるでしょう．

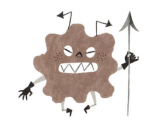

Ⅱ 風邪の病態生理を考える

　ウイルスや細菌のなかで病原性をもつのは，突然変異を繰り返すうちに，たまたまヒトの体に"感染"する能力を獲得したごくわずかな種類だけです．ここでは，子どもの風邪に関係するウイルスと細菌について話題にします．

A ウイルス

　風邪の多くはウイルスによる上気道感染症であり，ウイルスに対する知識をもつことは臨床医にとって非常に重要です．

　2015年7月現在，一般外来で使用できる呼吸器系のウイルスの迅速診断キットは，インフルエンザウイルス，RSウイルス，アデノウイルス，メタニューモウイルスに対するものがあり，さらにウイルスではないですが，溶連菌とマイコプラズマ抗原検出キットも販売されています．こういったキットを利用することで，流行状況の確認や，ある程度のリスクの把握が可能になると思われます．そのほかにも，ライノウイルスの流行は，喘息の悪化と密接な関係があるので，意識しておいたほうがよいと思いますし，気道症状が強いウイルスとしてパラインフルエンザウイルスがあげられます．

　ウイルスの流行は季節性があります．図Ⅱ-2に代表的なウイルスの流行季節を示します[5]．年末にRSウイルスが流行し，その後インフルエンザウイルスに変わっていきます．春はメタニューモウイルス，ライノウイルス，パラ

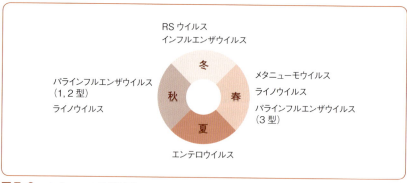

図Ⅱ-2　ウイルスの季節変化　　　　　　　　　　　　　　　　　（文献5）より改変）

インフルエンザウイルス(3型)が流行し，咳嗽や鼻汁などの気道症状が多くみられます．それがおさまるとエンテロウイルスです．このウイルスはほかのウイルスと感染する部位が異なるため，鼻汁や咳嗽症状に乏しいのが特徴です．秋になると，再びパラインフルエンザウイルス(1, 2型)，ライノウイルス，RSウイルスの順に流行し，咳嗽の強い子が増えます．このようなウイルス感染症の流行の基本的な季節性パターンは理解しておくべきだと思います．

　ほとんどの風邪に関連するウイルスは鼻腔の粘膜に感染し，細胞のなかで増えていくことになります．そのときに，インターフェロンなどのサイトカインが作用し，発熱やのどの痛み，頭痛や関節痛などの症状が出ます．感染の初期には，体のあちこちに"痛み"が出ることはよくあることで，時には熱がなく"痛み"だけが出ることもあります．

　ウイルスは粘膜から粘膜へと広がっていきますが，この際，副鼻腔の構造が問題になります．図Ⅱ-3に示すとおり，成人では副鼻腔と鼻腔が別々の部屋になっています．ところが，乳幼児の副鼻腔は鼻腔との交通がよく，ほぼ一体となっているのです．

　乳幼児の鼻腔にウイルス感染が起こると，図Ⅱ-4 a → b のように，ウイルスは粘膜から粘膜へと次々に広がっていきます．欧米では風邪のことをrhinosinusitis（鼻副鼻腔炎）と呼びますが，風邪の病態を考えるうえで，鼻副鼻腔炎を理解することは非常に大切です．構造的に副鼻腔内部には分泌物が溜まりやすいですが，溜まった分泌物中の水分は粘膜から徐々に吸収されます．その後，ウイルス感染のステージが進むと，図Ⅱ-4 c のように粘度が上がった分泌物が溜まってきます．この分泌物が鼻腔に出て，前に流れれば膿性鼻汁に，後ろに流れれば後鼻漏になります．なお，分泌物の大半は後ろに流れます．普段は嚥下（ごっくん）することでそれを処理していますが，深睡眠のときには嚥下回数が減少し，咽頭に分泌物が溜まるので湿った咳が出やすくなります．

　では，実際の鼻副鼻腔炎の診断はどのようにすればよいのでしょうか．図Ⅱ-5は2003年のKristo氏らによる調査で，4〜7歳までの子どもにおいて，

II 風邪の病態生理を考える

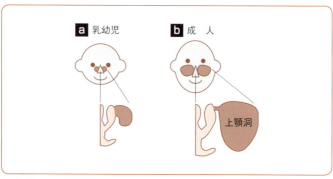

図II-3 乳幼児と成人の副鼻腔の構造

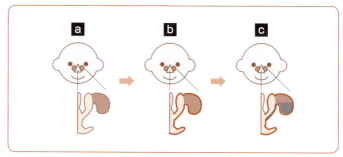

図II-4 鼻副鼻腔炎

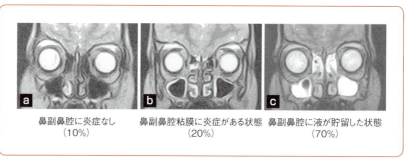

鼻副鼻腔に炎症なし　　鼻副鼻腔粘膜に炎症がある状態　鼻副鼻腔に液が貯留した状態
　　（10％）　　　　　　　　（20％）　　　　　　　　　　（70％）

図II-5 風邪と鼻副鼻腔炎　　　　　　　　　　　　　　　　　　　　　（文献6）より）

1週間程度風邪症状が続くとき，全員にMRI検査を行った結果です[6]．**a**は鼻副鼻腔が黒く，空気が写っているので正常所見です．**b**は鼻副鼻腔の粘膜が白く腫れている所見，**c**は鼻副鼻腔にひどく貯留液が溜まった状態です．

a b c でどれが最も多い所見かを調べた結果，なんと a は10％しかおらず，b が20％，最も多かったのは c の所見で70％だったようです．

つまり，長引く風邪の90％程度は鼻副鼻腔炎を起こしているということです．"一定期間以上風邪が続く"という臨床症状はそれだけで診断根拠になり得るわけです．ですので，小児の鼻副鼻腔炎の診断にはX線やMRIなどの検査をする必要はなく，臨床症状だけで十分であるといえます．

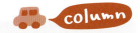

エコーによる鼻副鼻腔炎の診断[7]

　エコーによる鼻副鼻腔炎の診断は，超音波は液体のなかは通るが空気は通過できないという性質を利用したもので，上顎洞に炎症を起こして液が貯留すると上顎洞後壁が描出されるが，空気があれば何も描出されない．

　小児科外来においては，プローブは5MHz程度の心臓用コンベックスもしくはセクタプローブを使用すれば十分に描出可能である．エコー検査では，眼窩下の頬部に水平にプローブをあて，上下左右に約2cmの範囲で動かし（図1），皮膚より30～40mmの深さでU字型の上顎洞の後壁あるいはその一部が貯留液のために描出される場合を陽性，空気によって描出されないものを陰性とする．図2は右が陽性で液貯留があり，左は空気で何も描出されていないので正常である．診断は，上顎洞がある程度発達した4歳から成人まで可能である．小児は頬部の軟部組織や骨が薄くエコーの描出が容易であるため，成人に比較して，より正確なエコー診断ができると思われる．エコーは被曝もなく，ベッドサイドでも手軽に行える検査であり，外来診療での鼻副鼻腔炎の補助診断としてきわめて有用である．

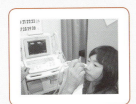

図1　プローブの当て方

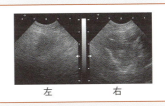

図2　エコー画像

Ⅱ 風邪の病態生理を考える

B 細菌

　風邪のときに問題になる細菌は肺炎球菌とインフルエンザ菌，溶連菌が主なものです．「たった3種類？」と感じられるかもしれませんが，日常の風邪診療ではこの3種以外の細菌感染症はまれですので，強く意識する必要はないと思われます．

i 肺炎球菌，インフルエンザ菌

　肺炎球菌とインフルエンザ菌が問題になるのは，保育所などで低年齢から集団生活を行うことが増えたからです．免疫がない集団では，ウイルスが頻繁に流行します．その結果，鼻副鼻腔炎を起こすと，その内部は適度な炭酸ガスと豊富な栄養分があり，しかも湿潤で温度は一定に保たれるという，肺炎球菌やインフルエンザ菌の成育にきわめて適した環境になります．また，通常の細菌は好中球によって貪食されますが，肺炎球菌と，インフルエンザ菌のうちb型と呼ばれるタイプ(Hib)は，莢膜をもつために好中球などの貪食細胞に抵抗するのです．貪食するためには，莢膜に対する抗体が必要なのですが，これをオプソニン化と呼びます(図Ⅱ-6)．乳幼児はその抗体をつくれないために，菌を排除することが難しいのです．なお，肺炎球菌ワクチンやHibワクチンはオプソニン化の抗体をつくるものです．ただし，鼻にすむすべての菌に対する抗体ができるわけではないので，粘膜上に生き残る菌はたくさんいることも忘れてはならないでしょう．

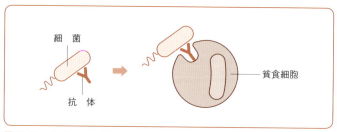

図Ⅱ-6　オプソニン化

以上の理由から，乳幼児が集団生活をすると，肺炎球菌やインフルエンザ菌を長く保菌することになってしまい，咳や鼻汁による飛沫感染で，次々とほかの子どもにもうつっていくことになります．保育園児や幼稚園児の保菌率は90％以上と非常に高いため[8]，集団生活を行っている子どもは，これらの菌を保菌しているという前提で診療する必要があります．保菌者となっていても，多少の鼻汁や咳が出るくらいでとくに治療の必要はないのですが，子どもの風邪に伴うさまざまなリスクを上げてしまうことには注意が必要です．

　第一に，風邪そのもののリスクが上がります．インフルエンザウイルスやRSウイルスなどは，保菌者に感染すると重症化することが知られています．ウイルスは，細菌のもっている酵素を利用して増殖するために[9]，ウイルスが増えやすくなり，感染そのものが重症化するのです[10, 11]．結果として，肺炎や細気管支炎，中耳炎などの合併症の頻度が高まることになります．ウイルスは鼻副鼻腔炎を誘発して細菌の温床をつくる，細菌はウイルス感染を助けるという互助作用を起こしているのです．これは，お互いが生き残りやすいように遺伝子変化を続けてきた結果です．

　第二に，ウイルス感染症に続いて二次性の細菌感染症が発生しやすくなります．ただし，間違っていただきたくないのですが，単純なウイルスによる鼻副鼻腔炎でも，溜まった分泌物のなかにいろいろな細菌が検出されます．しかし，大部分は単にそこにいるだけのcolonizationであるという理解が必要です．副鼻腔や中耳腔は体の外なので，そこで細菌が増えることは大きな問題ではありません．貯留液がなくなってくると，自然に細菌も減少するからです．問題になるのはinfectionであり，細菌が粘膜や組織に侵入して増える場合です．

　第三に，細菌が深部感染を起こす可能性があるということです．肺炎球菌やHibは，抗体ができない乳幼児では血液中に入り，菌血症の原因となることがあります．菌血症の初期症状は発熱だけで，一般状態も重篤ではありません．ですので，実際にはほとんどの菌血症は臨床上風邪の診断になっていると思われます．こういった一般状態が重篤でない菌血症の多くは自然治癒すると考えられ，潜在性菌血症と呼ばれています．ただし，その一部が髄液や関節液に感染すると，一気に細菌が増殖することになります．

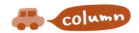

colonization と infection

　感染する（infection）とはどういうことだろうか？　血液や髄液，関節液など，体の深部から病原性細菌が検出された場合，それだけで infection だと診断できる．しかし，鼻副鼻腔などの粘膜上の分泌物から細菌が検出されても，ただちにそれが infection であるとは断言できない．

　集団生活が普及してきたことから，乳幼児の多くは肺炎球菌やインフルエンザ菌などを保菌（colonization）している．歴史的に，細菌培養は早くから行われており，局所に細菌が存在することの証明は比較的容易であった．その一方，ウイルスの証明は困難であったため，かつては風邪のときに，鼻汁から細菌が検出されただけで"細菌感染症"と判断されることが少なくなかった．

　臨床では検査で細菌が検出されたとしても，colonization か infection かを常に鑑別しなければならない．colonization と infection の差は，生体がその細菌に対してなんらかの炎症を起こしているかどうかで判断できる．炎症の所見としては，発熱，疼痛，発赤であるが，乳幼児の場合は随伴するウイルス感染による症状か，細菌の infection かを鑑別するのが困難なことも多い．

　それを見分けるのは臨床医の経験である．しかし，日本では早期受診が多いため，細菌感染の症状が十分にそろっていないこともあり，経験だけでは心もとないケースもある．そんなときは，プライマリ・ケアでも施行できる検査を併用すべきである．そこまでしても診断できないものもあるが，経過をみることで最終的には診断できる．

ⅱ 溶連菌

　ほかに，風邪の際に問題になる細菌に溶連菌があります．溶連菌感染症はリウマチ熱や急性腎炎の原因になると考えられていたため，長く抗菌薬による治療の対象とされてきました．溶連菌は迅速検査で簡単に確認することができます．しかし，保育所や幼稚園に通っているいる子どものうち，2〜3割が保菌者となることを忘れてはならないでしょう．保菌率の高さに比べ，3歳未満の乳幼児にリウマチ熱，急性腎炎の発生がないことを鑑みると，この年齢では除菌のための治療を行う必要はなく，そもそも検査自体が不要ということになります．溶連菌感染症の診断を検査だけに頼ってしまうと，保菌者

の子どもは検査をするたびに陽性と出てしまうので，風邪を引くたびに溶連菌感染症と診断されて抗菌薬を投与されることになってしまいます．

　では，溶連菌感染症として治療しなければいけないのはどのような場合でしょうか？　溶連菌もcolonizationは治療する必要がなく，infectionは治療したほうがベターということです．検査は溶連菌がいるかどうかの判断には使えますが，colonizationとinfectionを見分けることはできません．それを判断するのは，臨床医の経験です．具体的には，強いのどの痛みがあって，粘膜下出血がみられるようなら，溶連菌による咽頭炎と診断できます．また，溶連菌による扁桃炎や頸部リンパ節炎，肺炎などは治療すべきでしょう．逆に，単なる風邪症状であれば，たとえ咽頭から溶連菌が検出されたとしても治療をする必要はないということです．単なる保菌者か，溶連菌感染症なのかは，経験のある小児科医なら鑑別することができると思います．臨床医の目が最も大切なのです．

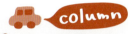

溶連菌感染症　―腎炎とリウマチ熱はなぜ減ったのか？―

　溶連菌感染症の合併症として，過去に猛威を奮った溶連菌感染後急性糸球体腎炎（以下，急性腎炎）とリウマチ熱は，現在ではほとんどみられなくなった．その理由はよくわかっていない．抗菌薬による治療の成果だといわれることもあるが，すべての溶連菌感染症を発見して治療することは不可能だし，加えて，現在は低年齢からの集団生活によって感染者や保菌者が増えているにもかかわらず，こういった合併症がみられなくなったという矛盾した現象の説明もつかない．現在の発症頻度では，もはや前向きの研究は不可能であり，今後もその理由を解明することはできないだろう．ここで，急性腎炎やリウマチ熱が減少した理由について考察してみる．

　溶連菌関連の急性腎炎，リウマチ熱は免疫病であり，細菌による直接の障害ではなく，溶連菌の菌体成分に対する抗体が自己免疫反応を起こし発症する．ヒトは生まれたときには，自分で抗体をつくる能力をほとんどもたないが，徐々に発達し，4～6歳頃には免疫が完成するとされている．低年齢であるほど，自己抗体の発現を防ぐために，持続的な抗原刺激があれば免疫は抑制的に働く．

II 風邪の病態生理を考える

乳幼児に膠原病などの自己免疫疾患がみられないのはそのためである．成人になると免疫寛容は誘導されにくくなる．

　また，ウイルスや細菌は，"初めて"感染するときに最も強く免疫が働き，2度目，3度目の感染になると，前の記憶があるので，強い免疫応答は起きなくなるという原則がある．

　溶連菌は飛沫感染であり，感染力は強くない．昔から局所的な感染はあったが，大規模な流行が始まったのは，若者が軍隊で集団生活をするようになった，第一次世界大戦以降であったと思われる．歴史をさかのぼってみると，さまざまな感染症が軍隊で流行し，世界中に広がっていくことは幾度もあった[12]．アメリカでは，軍隊でリウマチ熱が多発したために，予防を目的として大規模な調査が実施された．1949年のワイオミング空軍基地の兵舎での溶連菌感染症の流行では，無治療の場合のリウマチ熱の発症は17/804例（2.1％）と現在に比べてきわめて高く，一方でペニシリンGの筋注を行った群では2/798例（0.25％）の発症率であった[13]．この結果が，溶連菌感染症に対して抗菌薬を投与する根拠となっている．なお，急性腎炎は，抗菌薬投与によって発症が予防されるという根拠はいまだない．

　日本でも，過去に溶連菌感染症の患者はいたが，大規模な流行にはならなかった．溶連菌感染後の急性腎炎やリウマチ熱が増えだしたのは，終戦後のことである．おそらく，1945年以降の米軍の進駐により，多くの溶連菌がもち込まれ，戦後の6・3・3制の教育が開始されるとともに，学童の間で溶連菌感染症の流行が始まったのだろう．集団生活で溶連菌感染症の流行が起こった結果，1950〜1980年代頃まで，急性腎炎やリウマチ熱が多発することになったものと思われる．

　1960〜1970年代頃には，幼稚園が普及しはじめ，1980年代に入ると大多数の子どもが幼稚園に通う時代となり，幼児の間に徐々に溶連菌感染症が広がっていったが，その後の急性腎炎やリウマチ熱の発症数は減少していった．1990年代になってからは，保育所が発達し，ますます集団生活の低年齢化が進んだ．2011年度の調査では，1歳児の約30％がすでに集団生活を送っており，5歳までにはほぼ全員が集団生活をしていた[14]．

　乳幼児の集団生活では，ウイルス感染症とともに，鼻咽頭の細菌も広がっていく．ウイルスが誘発する咳に乗って溶連菌も飛び散るため，低年齢の集団生活ほど，急速に溶連菌は拡大しただろう．現在では，保育所での溶連菌の保菌

率は20％以上にもなる．任意の時期に調べたとして，5名に1名が溶連菌をもっているのであれば，集団生活では必ず溶連菌に曝露されているはずであるし，大多数の乳幼児は，小学校までに溶連菌に感染するか，もしくは保菌しているということになる．

　結果として，学童期や青年期になって"初"感染を起こす人というのはほとんどいなくなり，急性腎炎，リウマチ熱といった自己免疫疾患の減少につながっていると推測される．つまり，近年，乳幼児の鼻咽頭の細菌叢に変化が起き，低年齢からの溶連感染や保菌が普通になったから，急性腎炎，リウマチ熱が減ったのではないだろうか．低年齢での感染症罹患にはメリットもあるということだ．

　抗菌薬による"治療"が合併症を減らしていると考えるならば，合併症がほとんどみられなくなってからも，ずっと溶連菌感染症の"治療"を続けなければいけない．今では，急性腎炎やリウマチ熱を予防するために溶連菌を治療すべきとするのは，リスクを強調しすぎているように思える．とくに乳幼児にとっては，治療のメリットは少ない．溶連菌感染症の治療は，症状の軽減を目的としたものであって，合併症の予防のためではない．風邪の子どものなかで，溶連菌感染症を熱心に探す必要はないだろう．溶連菌感染症も，診断がついた後で治療すれば十分ということだ．

Ⅱ 風邪の病態生理を考える

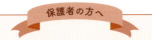

　ほとんどの細菌は体にとって必要です．とくに免疫の発達には欠かせません．ごく一部を除いて，細菌は怖いものでも汚いものでもなく，必要なものなのです．体の中（腸）や皮膚にさまざまな種類の細菌がいたほうが，病気を防いでくれます．まずは，すべての細菌が怖いものであるという先入観を捨ててください．

　現在の日本の衛生状態はきわめてよく，病原性の細菌はわざわざ探さないと出てきません．お子さんで心配なのは肺炎球菌とHib，溶連菌です．このうち，肺炎球菌の大部分とHibはワクチンで防ぐことができます．溶連菌のワクチンはありませんが，こちらは急激に悪化して生命にかかわる感染を起こすということはほとんどありません．百日咳や破傷風など，過去に子どもたちを苦しめた細菌も，ワクチンの普及によって発症することは非常に少なくなりました．

　何度も溶連菌感染を起こすので心配だという保護者の方もおられます．しかし，風邪症状くらいの軽症の溶連菌感染症は，そもそもただの保菌者が検査で引っかかっているだけの可能性が高いですし，真の溶連菌感染症であったとしても，ほとんどは自然治癒します．お子さんで溶連菌を疑って受診してほしいのは，食べられないくらいひどくのどを痛がるとき，リンパ節がグリグリ腫れるとき，体に普段みられないようなぶつぶつができたときです．

　なお，お子さんが溶連菌を保菌している場合，家族も保菌していることが多いのですが，何も症状がなければ検査や治療の必要はありません．すんでいるだけの溶連菌は，体にとってとくに悪いこともありませんし，除菌のために検査をしたり抗菌薬を飲んだりするほうが，新たなリスクとなるからです．

Ⅱ 風邪の病態生理を考える

発　熱

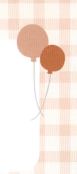

　通常，発熱は感染症によるものであり，ウイルスや細菌の増殖を抑制するための症状です．発熱そのものが危険なものでないことはいうまでもありません．ウイルス感染症では，熱は4～5日間遷延することも多いのですが，経過で自然に下がってきます．

　大切なのは，発熱の経過中，「初期診断に間違いはないか」「二次感染がないか」を慎重に見極めることでしょう．高熱が続くようであれば2～3日ごとに診察し，場合によっては血液検査を併用しながら解熱まで待つ姿勢が必要です．

　発熱は保護者を最も不安にさせる症状です．よく，体温が39℃以上になれ

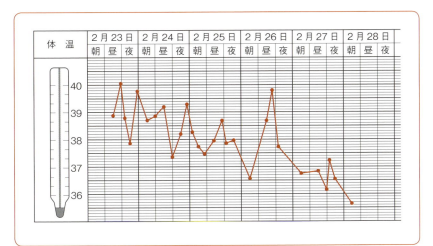

図Ⅱ-7　発熱の一般的な経過

ば解熱薬を使用するようにという指導がありますが，こういった指導は「高熱が悪いものである」と保護者に伝えているようなものです．また，発熱が遷延することを根拠に抗菌薬が処方されることもありますが，これも「長い熱は細菌感染によるもの」という誤解を生みがちです．

　発熱が遷延するのは細菌感染症よりもウイルス感染症に多く，診察や血液検査でリスクマネジメントができているなら，何もせずに自然に解熱するのを待つべきでしょう．ウイルス感染症のほとんどは何も医療的介入を必要とせず，図Ⅱ-7のように解熱していきます．結果的に二次感染を起こしたり，川崎病など，ほかの疾患であることがわかったときには，その時点で治療を開始すればよいのです．

　なお，発熱児のなかには菌血症が一定の割合で存在し，重症感染症の原因となっていますが，そのリスクマネジメントに関してはⅣ-2-C（p.110）で考察します．

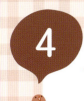

Ⅱ 風邪の病態生理を考える

4 鼻汁

　図Ⅱ-1（p.32）のとおり，鼻汁に遅れて咳が出てきますが，乳幼児の風邪では，原則として鼻汁と咳はセットになっていると考えるとよいでしょう．鼻汁は初期には透明ですが，徐々に膿性で粘り気を帯びた性状に変化してきます．とくに副鼻腔に溜まった鼻汁は，水分が粘膜に吸収されることで粘調になります．成人では鼻腔，副鼻腔，咽頭，喉頭が分かれていますが，低年齢ほど一体になっているため，鼻副鼻腔に分泌物が溜まっていると，呼吸の際に喉頭を刺激しやすくなります．

　乳児では，鼻づまりが大きな問題となります．ヒトは口腔を飲食と呼吸のどちらにも使いますが，生まれたての新生児にとって，ミルクを飲めないということは即座に生命にかかわります．だから，その口腔は成人に比較して，"呼吸"より"飲むこと"をより重視した構造になっているのです．母乳を飲むときには，図Ⅱ-8のように，母親の乳首を固い口蓋で押さえて，舌を先からつけ

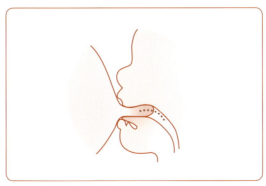

図Ⅱ-8　母乳の飲み方

Ⅱ 風邪の病態生理を考える

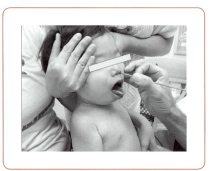

図Ⅱ-9　カテーテルでの分泌物除去

根のほうに波打たせることで母乳を搾り出すようにして飲み込みます．母乳を吸いやすいように，赤ちゃんの舌は成人に比べて大きく，口腔内は狭くなっています．このような構造上，月齢の小さい乳児ほど口呼吸の抵抗が大きく，鼻呼吸に依存する割合が高くなります．

乳児の鼻づまりに効果のある薬はありませんが，図Ⅱ-9のように，鼻腔に溜まった分泌物をカテーテルで直接取り除くことは有効です．その後に鼻洗浄液を点鼻しておけばよいでしょう．

> 鼻洗水：以下，全量で30mL，1日3〜4回，鼻に噴霧
> 　塩化ナトリウム 0.3g
> 　炭酸水素ナトリウム 0.15g
> 　精製水

一方，鼻をかめる幼児では，鼻汁を止めることをターゲットとして治療する必要はほとんどないと思われます．Ⅲ-2-A（p.82）で詳しく説明しますが，現在使われているほとんどの薬は効果が期待できません．保育所通所児は症状が遷延することが多いため，鼻洗水の点鼻と，その後に鼻をかませることを指導すればよいでしょう．鼻汁による皮膚炎に関しては，ワセリンを塗布することで予防します．唯一，細菌性鼻副鼻腔炎と診断した場合には，抗菌薬による治療を行います．

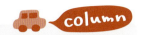

鼻づまりと母乳

　乳児の鼻づまりの対処法の1つは，できるだけ母乳を飲ませることだ．しかし，母親が乳児と同じ風邪を引いており，風邪薬を服用しているからという理由で，母乳を飲まさないようにと指導されていることがある．母親が風邪を引いているときには，母乳中に多くのウイルス抗体が分泌される．実際に，乳児期早期のRSウイルス感染症では，母乳を飲んでいると症状が軽減することがわかっている[15]．ほとんどの風邪薬では，授乳を中止する必要はない．むしろ，母親が風邪の際には，できるだけ母乳を飲ませるように指導すべきだろう．

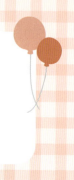

Ⅱ 風邪の病態生理を考える

咳　嗽

　咳は発熱に次いで多い受診理由です．しかし，咳嗽にどのように対応するかについては，各医療機関によって大きく異なり，混乱があるように思われます．

　ヒトが呼吸するとき，空気は鼻から入り，咽頭を通過して喉頭以下に送られます（図Ⅱ-10, 11）．一方，口から入った水分や食物も咽頭を通り，嚥下作用によって選択的に食道以下に送られます．咽頭は，空気と食物の双方が通る場所であることに注意が必要です．気道は生物進化の過程で消化管から発生したために，咽頭から下で消化管から分かれています．喉頭を通った空気は気管に送られ，気管支から肺へと至ることになります．

　鼻腔や口腔では常に粘液が産生され，咽頭に流れていきます．こういった分泌物を，ヒトは定期的に嚥下によって食道へ流すことで処理しているので

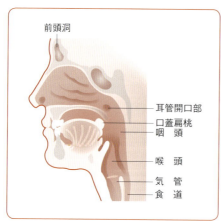

図Ⅱ-10　上気道の構造

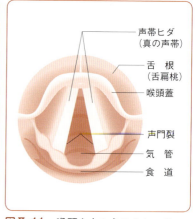

図Ⅱ-11　喉頭を上からみたところ

5 咳嗽

すが，睡眠時は嚥下回数が減少し，咽頭に分泌物が貯留しやすい状態になります[16]．さらに，呼吸のために喉頭は常に開いており，そこに分泌物が吸引されると咳嗽反射を引き起こすことになります．とくに乳幼児は口腔が小さいため，成人より鼻呼吸の占める割合が大きいこと，解剖学的に副鼻腔に溜まった分泌物が鼻腔に流れ込みやすいことなどにより，風邪の後に湿性咳嗽が続くことが多いのです．

A 咳嗽反射の機能

ヒトは最も咳嗽反射が発達した動物ですが，なぜこれほど複雑な咳嗽反射が必要になったのか，理由を考察してみます．

チンパンジーとヒトはのどの構造が違います（図Ⅱ-12）．ヒトはサルから進化するとき，喉頭の位置が徐々に下がってきたと考えられています．喉頭が下がれば咽頭が大きくなりますが，咽頭の広い空間と舌を使って，複雑な音声を出せるように進化していったのです．

旧人（ネアンデルタール人）は新人（クロマニヨン人）に比べて，脳容積も大きく，体格もよかったのに，最終的にクロマニヨン人に駆逐されました．両者を比較すると，クロマニヨン人は喉頭の位置が低く，咽頭が大きかったか

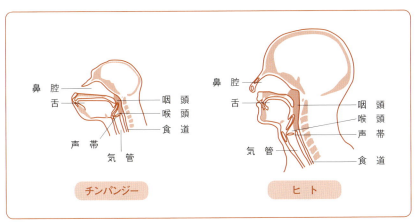

図Ⅱ-12　のどの構造

ら複雑な音を出すことができたといわれています．結果として，コミュニケーション能力が高くなり，集団戦闘で有利となったため，ネアンデルタール人との生存競争に勝ったのでしょう．

しかし，ヒトは咽頭を広げたことの代償で，飲み込むことが非常に困難になってしまいました．たとえば，チンパンジーは呼吸しながら水を飲むことができます．喉頭蓋と軟口蓋が近く，鼻と気管を直結することができるからです．一方，ヒトは咽頭が大きく，鼻から直接喉頭に空気を入れることができないので，飲み込むときには必ず喉頭の入り口を塞ぐ必要があります．そのために発達したのが嚥下反射で，のど全体がもち上がり，喉頭に蓋をしているわけです．

嚥下に失敗すると，喉頭に異物が入り，窒息するリスクが出てきます．ヒトはコミュニケーション能力を高めて生存競争に勝つことと引き換えに，飲み込むたびに生命の危機を迎えることになってしまったようです．

このように，喉頭の位置が下がるほど嚥下による窒息の危険が増えるのですが，ヒトは咳嗽反射を高度に進化させることでそのリスクを補ってきたのでしょう．喉頭内部に咳嗽反射のレセプターを張り巡らせ，窒息を防ぐために異物の侵入に備える必要があったのです．咳嗽反射を発達させて誤嚥リスクを許容することが可能になれば，ますます喉頭位置を下げることができます．このように咳嗽は，もともとは食物を喉頭に入れないために発達してきた反射であり，咳嗽反射が発達したおかげでヒトは複雑な言語を話す能力を獲得したと考えられます．

なお，乳児は成人と異なり，喉頭蓋と軟口蓋が近く，呼吸をしたまま母乳を飲むことができます．複雑な言語をしゃべる必要がなく，無駄に誤嚥リスクをとる必要はなかったからです．

B 咳嗽レセプター

咳嗽に関与するレセプターはさまざまなものが知られていますが[17]，図Ⅱ-13の2種類があると考えれば理解しやすいと思われます．1つは気道全般に存在し，咳嗽の閾値を決定する化学レセプターです．これは鼻腔や咽頭にも存在し，異物の侵入に備える役割を担っていると考えられます．

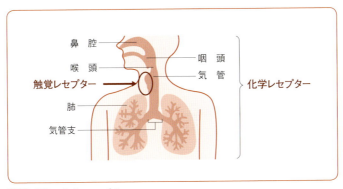

図Ⅱ-13　咳嗽レセプター

　2つめは気道の異物や過剰な分泌物を感知するための触覚レセプターで，化学レセプターと異なり，異物が触れることで直接咳嗽反射を引き起こします[18]．

　触覚レセプターは食物によって刺激されないように咽頭には存在せず，主に咽頭より下の喉頭や気管上部に存在します．異物が喉頭に入った場合には触覚レセプターが刺激され，ただちに声門を閉鎖し胸壁の呼吸筋が収縮し，胸腔内圧を上げます．ほぼ同時に気管支平滑筋が収縮することで，気道内圧を高めた直後，声門を開放し爆発的に空気を外に出します．こうして，喉頭に入った異物を咽頭に戻すのです．

　触覚レセプターは異物除去の要になるものですが，どのくらい下部まで存在するでしょうか？　たとえば，ピーナッツなどを誤嚥したとき，直後は激しい咳嗽反射が出ます．しかし，気管から気管支まで入ってしまうと意外なほど咳嗽反射が起こらないことに気づかれると思います．呼吸器深部には触覚レセプターは少ないのです．これは生物進化の過程で，咳嗽反射ができた理由を考えれば理解できるでしょう．気管支以下にまで異物が入ってしまうと排出は困難で，持続的な咳嗽があると，かえって生命の維持が困難になってしまいます．深部気管支の刺激で強い咳嗽反射を起こす必然性はないものと考えられます．咳の強さと疾患の重症度は必ずしもリンクしないというのは，咳の臨床をするうえでの重要なポイントです．

　咳嗽反射の中枢は延髄にあり，咳嗽は基本的には不随意に起こります．しかし，延髄の咳嗽反射の中枢には大脳からの指令を受ける機構も備わってお

り，咳嗽反射は随意的に起こしたり，こらえたりすることもできるようになっています．大脳からの病的咳嗽としては，心因性咳嗽が代表的なものです．なお，誤嚥による喉頭刺激が原因の強い咳はこらえることができません．これは窒息リスクを下げる目的で，大脳の関与が避けられているためでしょう．逆に考えると，随意的に止めることができない強い咳嗽は喉頭の直接刺激によるものが多いと思われます．

C 咳嗽の鑑別

咳嗽は必ず病気が原因というわけではありません．ヒトの気道には常に分泌物が存在するため，健康時でも分泌物の量が咳嗽レセプターの閾値を超えれば，咳嗽反射が誘発されることがあります．日に何度かの咳嗽は正常と考えるべきでしょう．

病的咳嗽とは，咳嗽の質的・量的な異常を認めるケースです．質的異常は過剰な分泌物を伴う咳嗽や，犬吠様咳嗽などの疾患特異的な咳嗽であり，量的異常は咳嗽の回数が健康時に比して過剰に増えた場合と考えます[19]．

i 咳嗽の性状による分類

咳嗽は，主に湿性咳嗽と乾性咳嗽に分類されます．湿性咳嗽は，咳嗽反射のときに痰の排出を伴うもので，気道分泌物が多い場合にみられます．いわゆる「空咳」で，濁った音のないものが乾性咳嗽です．湿性咳嗽と乾性咳嗽は単に気道分泌物の量を反映しているだけで，明確に分類できるものではなく，湿性か乾性かのみで咳嗽の原因を突き止めることはできないことに注意が必要です．

咳嗽レセプターから考えると，主に化学レセプターが刺激され，咳嗽の閾値が下がって出る咳嗽の場合には乾性咳嗽，分泌物による触覚レセプターの刺激で起こるものは湿性咳嗽になると理解されます．前述のように，触覚レセプターは喉頭から気管上部にたくさん分布しており，湿性咳嗽の多くはこの部分の刺激によって生じます．また，湿性咳嗽は，分泌物が咽頭を刺激することで嘔吐反射を伴うことも少なくありません．

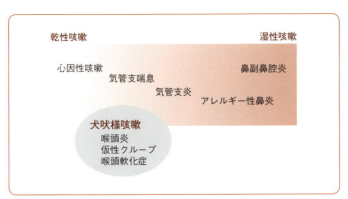

図Ⅱ-14 咳嗽の性状から考える疾患

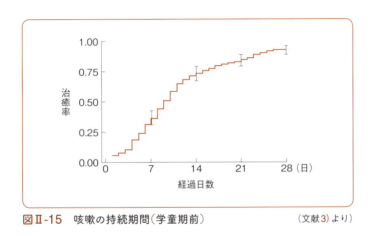

図Ⅱ-15 咳嗽の持続期間（学童期前） （文献3）より）

　そのほかにも，発作性咳嗽や犬吠様咳嗽などと表現される咳があります．発作性咳嗽としては百日咳が有名ですが，強い咳嗽反射をきたす疾患ではよくみられるため，疾患特異的なものではありません．唯一，犬吠様咳嗽は喉頭炎や仮性クループに特異的であり，咳嗽の性状だけからほぼ診断が可能です．図Ⅱ-14に咳嗽の性状から考える疾患の概念図を示します．

ⅱ 咳嗽の持続期間による分類

　咳嗽の症状は遷延化することが多く，とくに乳幼児では風邪による咳嗽が2〜4週間続くこともまれではありません．図Ⅱ-15は学童期前の子どもの咳

がどのくらい続くかを示しています（喘息の子どもは除外されています）[3]．2週間で約70％，4週間で約90％の治癒率です．逆に考えると，2週間経っても咳が続く子は30％もいて，4週間経っても10％くらいは咳嗽が続くということです．長引く咳は普通にみられるといえます．

D プライマリ・ケアでの咳嗽の対応

　海外では4週間以上続く咳嗽を慢性咳嗽と呼んで区別していますが，日本では医療制度の関係で早期受診が多く，4週間で区切るのは実情に合いません．便宜上，持続期間が2週間未満であれば急性咳嗽，2週間以上続く咳嗽を遷延性咳嗽とし，4週間以上を慢性咳嗽と分類するのがよいと思われます．

　咳嗽は，原則として，気道の異物や過剰な分泌物を外に排出するための反射であり，咳嗽を止めることは生体にとって不利益となります．"咳を止めること"に主眼に置いて治療すべきではありません．原因を確かめるのが先決であると思われます．

i 急性咳嗽

　急性咳嗽の対応では，肺炎などの深部感染症と呼吸困難のリスクを評価することが最も重要です．高熱で全身状態が不良なケースにおいて，血液検査でCRPなどの炎症反応の急激な上昇がある場合には胸部X線検査を行い，肺炎の有無をチェックします．咳嗽が犬吠様であれば仮性クループを考え，夜間の呼吸困難がないかに注意が必要です．軽度の呼吸困難は診察のみでは診断できないこともあり，酸素飽和度（SpO_2）の値も参考にしたほうがよいでしょう．

　深部感染症や呼吸困難を伴わない咳嗽の多くは風邪によるものです．咳嗽が強くなると，しばしば保護者は不安を訴えるのですが，レセプターの局在を考えると咳嗽の強さと疾患の重症度は必ずしも相関しません．リスクが高くなければ，原則として急性咳嗽を治療する必要はなく，経過観察のみでよいでしょう．最も大切なのは保護者の不安感を取り除くことです．

　湿性咳嗽が強い場合には，ハチミツを使用すれば咳嗽がやや軽減されます[20]．保護者自身で子どもの咳嗽に対処できるという点でも，ハチミツは有用であ

ると思われます．なお，乳児ボツリヌス症の危険があるために，1歳未満ではハチミツ投与は禁忌です．

ii 遷延性咳嗽

　まずは丁寧な診察により，咳嗽の原因を探ります．明らかな原因のない遷延性咳嗽は，年齢によって対応が異なります．乳幼児の遷延性咳嗽の多くはウイルス感染症とそれに続発する鼻副鼻腔炎によるものです．とくに保育所などで集団生活を送っている乳幼児は，肺炎球菌，インフルエンザ菌の保菌者となり，副鼻腔に貯留液が溜まった状態であることが一般的です．鼻副鼻腔炎による咳嗽と考えられれば，鼻かみや点鼻の指導を行います．症状が遷延するということで抗菌薬による治療が行われることもありますが，集団生活を行っているのなら，除菌を目的とした治療にはあまり意味がありません．除菌に成功したとしても，すぐに次の感染が起こるからです．治療よりも，咳が長引くメカニズムを説明して，保護者の不安感を取り除くことのほうが大切です．Ⅳ-4-D-ii-b（p.141）で述べますが，細菌性鼻副鼻腔炎と診断した場合には抗菌薬による治療を行います．

　年長児では感染症より，むしろアレルギーによる咳嗽が増えてきます．学童期以上であればアレルギー検査を行い，原因を探ることが必要になります．アレルギー性鼻炎による咳嗽が最多の原因です．診断が確定すれば，抗アレルギー薬による治療を行います．

　これら以外に明らかな原因がみつからなければ，経過観察のみでよいと思われます．

iii 慢性咳嗽

　原因不明の咳嗽が4週間以上続けば慢性咳嗽とします．まずは結核の鑑別が欠かせません．接触歴を確認し，場合によっては胸部X線検査，血液検査，ツベルクリン反応検査が求められます．結核以外の感染症では，マイコプラズマやクラミジア，百日咳菌の感染などで咳嗽が遷延します．これらは血液検査で診断することになりますが，抗体価が上がっていることは単に過去の感染を示すだけで，その結果からただちに咳嗽の原因と判断するべきではあり

II 風邪の病態生理を考える

ません．診断は周囲の流行状況や臨床経過などを考慮し，総合的に行う必要があります．

　アレルギーによる咳嗽には，アレルギー性鼻炎，アレルギー性喉頭炎や気管支喘息によるものがあります．湿性咳嗽はアレルギー性鼻炎による咳嗽，犬吠様であればアレルギー性喉頭炎，発作性の喘鳴や呼吸困難の症状があったら気管支喘息と診断できます．なお，気管支喘息の診断は慎重にすべきです．喘鳴を伴わない場合は，慢性咳嗽の原因が気管支喘息であることは少ないのです．

　感染症やアレルギーのほかにも，気道異物，胃食道逆流現象，家庭内の喫煙による咳嗽などを鑑別する必要があります．成人と異なり，腫瘍性疾患，心不全，薬物などが原因となることはほとんどありませんが，鑑別診断の1つとして忘れてはならないでしょう．

　器質的疾患が除外される場合，心因性咳嗽やチックによる咳嗽を考えます．これらの咳嗽は日常診療でも頻繁にみられますが，乾性咳嗽であり，夜間睡眠時には消失することで容易に診断ができます．

　最終的に診断がつかないときには，治療的診断を行います．咳嗽が湿性なら抗菌薬を投与，乾性なら吸入ステロイドを使用し，経過を観察します．

　日本では，咳嗽の原因をあまりに気管支などの深部に求めすぎています．**IV-4-D-i**（p.134）で述べる気管支喘息のガイドラインの影響や，臨床医が鼻や耳をみることが少なかったのがその原因です．咳嗽反射の機序を考えれば，感染症にしろアレルギーにしろ，咳は下気道よりも上気道の関与が大きいはずです．

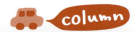

ウイルスは咳嗽反射を利用する？

　「風邪を治すために咳が出るのですよ」と話されることがあるが，本当にそうなのだろうか？
① 陸生哺乳類は，常に誤嚥の危険にさらされることになった．
② そのため嚥下と咳嗽反射の機構ができた．
③ ヒトはコミュニケーション能力を高めるために，咽頭を大きくし，声帯の位置を下げたことにより，嚥下の際の危険が増した．そのリスクを補うために

咳嗽反射が発達した．

　以上のことから考えてみよう．人類がまだ狩猟採集生活を送っていた1万年以上前まで，ヒトからヒトへうつる伝染病はほとんどなかった．人々は小集団の群れで生活し，ほかの群れとの接触が少なかったからだ．やがて，定住生活を始め，よりヒトが密集するようになってから感染症に悩まされるようになったが，それ以降，現在までにヒトの遺伝子に変化をもたらすほどの時間は経っていない．そう考えると，咳の生理的作用は誤嚥を防ぐためであって，気道感染から肺を守るためにできた反射ではない．だから冒頭の説明は正確ではないと思われる．鼻副鼻腔炎などの湿性咳嗽は，ヒトがたまたまもっていた誤嚥防止システムが働いているだけなのかもしれない．

　ウイルスによっては，感染すると激しい咳が出る．ヒトがウイルスを追い出すために咳をしているのではなく，実はウイルスがヒトの咳嗽反射を利用するように進化したというのが正解だろう．

　ウイルスは基本的に細胞内でないと増殖できない．感染しても，いずれは免疫システムで排除される運命にあり，それまでにほかの宿主を探さないといけない．そこで，ヒトに備わっていた咳システムが利用されたわけだ．ヒトの遺伝子が変化するより，ウイルスの遺伝子が変化して進化するほうがはるかに早い．偶発的に咳嗽反射を起こすように変異したウイルス株は，そうでないウイルスに比べると，生体内で排除される前に咳で飛び散ってほかの個体に感染しやすい．咳を誘発するウイルスほど生き延びてコピーを増やすことができたのである．

　RSウイルス，メタニューモウイルス，パラインフルエンザウイルスなどの咳がひどいウイルスは，ほぼすべてのヒトが抗体をもっている．本来は嚥下を防ぐための咳システムを利用することで，世界中に広がったのだろう．ヒトは嚥下を防ぐシステムを獲得したがために，ウイルスに利用され，咳に悩まされるようになったのだ．

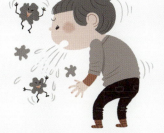

II 風邪の病態生理を考える

気管支炎とは？

　小児臨床の現場では，気管支炎の診断名がつけられることが多い．それでは，気管支炎とはどのような病気なのだろうか？　その診断名から気管支に炎症のある疾患と読み取れるが，メルクマニュアル医学百科家庭版には「かぜの症状がみられた後にせきが出る場合は，一般に急性気管支炎が疑われます」と記載されている．これを読むと本当に気管支に炎症があるのかは問題にされていないようだ．また，実際の診療において，気管支に炎症があるかどうかを正確に把握するのは不可能である．咳が長引く最大の原因は鼻副鼻腔炎であり，臨床現場で診断されている気管支炎の多くは鼻副鼻腔炎であると思われる．

　日本では咳の原因を気管支に求めることが多く，咳症状が長引いたり，強い咳嗽があったりする場合には気管支炎と診断されてきた．こういった慣習は，「咳が強いほど深部感染の可能性が高い」という考えからくるものだろう．気管支炎という病名は，保護者に"肺炎のなりかけ"と理解されることが少なくない．咳症状が主体である気道感染症を気管支炎と診断することは，「咳は危ないものである」という印象につながり，保護者を不安にさせている．プライマリ・ケアでは気管支炎の診断は慎重に下すべきであり，頻繁に使うべき病名ではない．

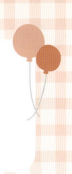

Ⅱ 風邪の病態生理を考える

喘　鳴

　乳幼児の風邪ではよく喘鳴を伴います．喘鳴は繰り返すことも多く，「喘息の始まりでしょうか？」「アレルギーで喘鳴が出るのでしょうか？」と不安になる保護者も少なくないようです．ここではプライマリ・ケアにおける喘鳴診療について考えます．

　まず，喘鳴を聴取するのは気管支からだけではないということに注意が必要です．気道は鼻孔から始まって，鼻腔，咽頭，喉頭，気管，気管支から肺に至ります．このどこかに空気を乱すようなところがあると乱流が生じ，喘鳴が起こります．最も頻繁にみられるのは鼻性喘鳴です．乳幼児は鼻副鼻腔に分泌物が溜まっているだけで喘鳴が生じます（図Ⅱ-16）．鼻性喘鳴は呼吸困難を誘発することはなく，一般状態を悪化させることもありません．下気道の喘鳴と

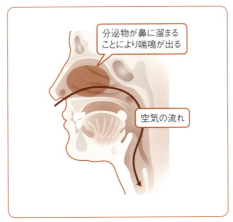

図Ⅱ-16　鼻性喘鳴

II 風邪の病態生理を考える

の鑑別を聴診だけで行うことはなかなか困難ですが，鼻性喘鳴の場合は鼻汁吸引により喘鳴が消失します．なお，鼻性喘鳴を聴取するのは3〜4歳くらいまでです．鼻腔が大きくなると，鼻から喘鳴をきたすことはなくなってきます．

臨床的により重要なのは下気道の喘鳴です．気道はその構造上，深部ほど細くなっており，鼻性喘鳴よりハイピッチの聴診音を聴取するものです．以下，下気道性の喘鳴について記載します．

喘鳴はすぐにアレルギー疾患や気管支喘息が原因と考えられてしまいますが，その最大の要因は，"ウイルスに対して体質的に気管が弱いこと"です．ウイルスが気管支まで入ることで喘鳴が出るのです．気道に感染する多くのウイルスが喘鳴の原因になります．

ここではモデルケースとしてRSウイルス感染症の経過を考えてみます．RSウイルスはとくに粘膜の腫れや分泌物が多いウイルスで，乳幼児では重症化することも少なくありません．

最初に鼻に感染したウイルスが鼻副鼻腔へと広がると，膿性鼻汁，湿性咳嗽をきたします．ウイルスは，喉頭を越えて，気管から気管支まで入ってくることがありますが，図II-17のように気管支は細い管です．この気道粘膜細胞にウイルス（図II-17 ✖マーク）が感染すると，気道粘膜が腫れ，気道のなかには分泌物が溜まってきます．鼻腔にウイルスが感染すると鼻づまりと鼻

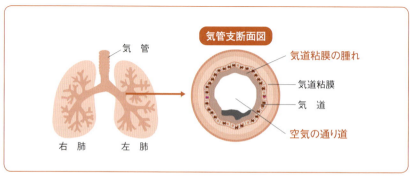

図II-17　気管支の喘鳴

汁が出ますが，同じことが気管支のなかでも起こっているわけです．

　こうなると，空気の通り道が狭くなるので気道抵抗が上がり喘鳴が出ます．喘息性気管支炎や細気管支炎と呼ばれる病態です．喘息性気管支炎と細気管支炎の違いは，呼吸困難の強さです．喘息性気管支炎のなかで，一定以上の呼吸困難がある病態を細気管支炎と呼べばよいと思います．

　間違えてはいけないのは，喘鳴も体を守るために出ている症状であるということです．肺に近づくにつれて，気管支は細くなっていきます．ウイルスによる炎症が奥に波及するほど，粘膜の腫れや分泌物で空気が通らなくなり，呼吸困難が強くなります．気管支はウイルスがより深部に入らないように，局所で免疫反応を起こしているのです．

　RSウイルスは2歳までにほとんどの子どもが感染します．最も症状が強いのは，初めて感染するときです．年長の子どもや成人では，RSウイルスに感染することがあっても，細気管支炎にはなりません．これは感染によってIgG抗体ができているからです．IgG抗体は主に血中に存在し，粘膜にはほとんど出てこないので，上気道に感染するのを防ぐことはできませんが，細気管支や肺の周りはたくさんの血液が流れているので，ウイルスが入ってくるのをブロックすることになります．RSウイルスは感染するごとに免疫がついてきて，重症化を抑えるという典型的な風邪ウイルスのパターンをとります．

　また，ほかの多くのウイルスも喘鳴の原因になります．気管の弱い子を長く悩ませるのは，RSウイルスよりも，むしろ弱毒性のライノウイルスです．ライノウイルスは長い間，単なる鼻風邪ウイルスと考えられていました．小児も成人も，何の症状もないままにこのウイルスをもっていることも多いのです．毒性の強いウイルスではないので，ヒトの体も強い免疫反応を起こしません．しかし，気管支喘息の発作や慢性の中耳炎にはライノウイルスの感染が深くかかわっているということがわかってきました．

　ライノウイルスが問題なのは，弱毒性ゆえに，このウイルスに対する抗体がつくられにくいということです．RSウイルスの血清型は2種類しかありませんが，ライノウイルスは100種類以上もの血清型があります．そのため，

Ⅱ 風邪の病態生理を考える

RSウイルスは何度か感染すると症状が出なくなりますが，ライノウイルスは何度も感染して喘鳴が出るのです．

　喘鳴を繰り返す子でも，感染のたびに抗体がつくられます．小学校低学年までには，ほとんどの子どもで自然と喘鳴が起こらなくなります．ぜいぜいするのはつらいものですが，毎回のように強くなっていくわけです．

　以上のように"気管が弱い"体質は年齢とともに改善しますが，一部の子どもは小学生になっても喘鳴を繰り返し，慢性の喘息に移行していきます．これが真の気管支喘息です．

　乳幼児が気管支喘息を発症するかどうかは，慎重に判断しないといけません．気管支喘息発症の最大のリスクは，喘鳴があることではなく，気管支で慢性の炎症を起こすことです．さまざまな環境因子が気道の炎症を引き起こしますが，高度成長期まではSOxやNOxに代表される大気汚染で発生する化学物質を吸い込むことがその主たる原因でした．2000年代以降は規制が厳しくなり，大気中の化学物質に関してはほぼクリアされています．

　現在では，慢性炎症の最大の要因はアレルギーです．なかでも問題となるのは住環境中に存在し，成育環境で持続的に吸い込むようなアレルゲンであり[21]，日本ではダニアレルギーが大多数を占めます．ダニアレルギーの主要な原因はダニの糞ですが，これは直径数十ミクロン程度と小さく，さらに乾燥すると粉々に壊れるため，1ミクロンまで細かくなります．これがハウスダストとして空中を浮遊するため，鼻や口から吸い込んでしまい，気道粘膜上でアレルギー性の炎症が持続します．

　通常，この炎症は弱いもので症状に乏しいのですが，長く続くことで粘膜の線維化を誘発することに注意が必要です．ヒトの体のさまざまな組織細胞は，ターンオーバーが遺伝子の想定以上に早いと線維組織に変化していく性質をもっており，粘膜細胞も炎症が続くことで線維芽細胞に変わっていくのです[22]．実際に，アレルギー性の炎症の強い子どもは，血中の組織線維化因子が多いことがわかっています[23, 24]．線維化が起こるほど，正常粘膜の機能が失われてしまうため，"気管が弱い"体質になり，気道の過敏性も亢進することになります．その状態でライノウイルスなどに感染すると喘鳴が出るのです．気管支

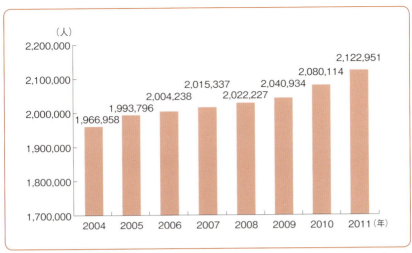

図Ⅱ-18　保育所入所者数の推移　　　　　　　　　　　　　（文献25）より）

喘息を疑う場合，喘鳴を止めることを主眼とするより，慢性炎症の原因を確かめて，それを予防することが喘息予後の改善につながるものと思われます．

　近年，乳幼児の喘鳴は増えていますが，その一方で真の気管支喘息児は減っています．乳幼児の喘鳴が増えたのは，主要な原因であるウイルス感染症の重症化によるものです．保育所の入所者数は年々増加しています（図Ⅱ-18）[25]．低年齢からの集団生活は，乳幼児の鼻副鼻腔の保菌状況を変えてきました．肺炎球菌やインフルエンザ菌などの病原性の高い菌を保菌する子どもが激増したのです．そのうえ，RSウイルスやライノウイルスなどは，咳システムを利用して子どもから子どもへと広がっていきます．さらに保育所に入っている子どもだけでなく，兄弟や成人にも感染は広がります．
　肺炎球菌などを保菌していると，ウイルスは細菌のもっているさまざまなタンパク質を利用することで増えやすくなります．結果として，ウイルス感染症が重症化しやすいのです．これが低年齢で喘鳴が増えた理由です．
　一方で，大気汚染や重度の気道アレルギーといった慢性炎症を引き起こす原因は減少し，コントロールが可能になってきています．そのために真の気管支喘息児は減少しているのです．

II 風邪の病態生理を考える

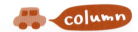

喘鳴の考え方

　喘鳴の考え方を変えなくてはいけない．乳幼児の喘鳴のほとんどはウイルス感染によるものであり，それ自体は一過性で，強い気道ダメージを残すものではない．呼吸機能を阻害する原因は慢性炎症にあり，喘鳴にあるわけではない．逆に，子どもは喘鳴のたびに抗体を獲得し，強くなっていると考えることもできる．

　気管支喘息の治療を継続させるために，「ぜいぜいするごとに気管が傷ついている」と説明されることがある．保護者は喘鳴の子どもを看病し，やっと治っても，傷が残るといわれればその苦労は報われないだろう．喘鳴は繰り返すことが多いので，保護者は毎回のように自分を責めることになってしまう．生命にかかわるような重症喘息の治療が必要なのは当然だが，軽症の喘鳴であればリスクも高くなく，治療によってどの程度，呼吸機能の予後が改善されるかも明確ではない．ウイルス感染を防ぐことも困難である．

　プライマリ・ケアで経験するような軽症の喘鳴児に対し，とにかく症状が出ないように治療しろというのは，方向性が誤っているといわざるを得ない．呼吸機能を守るために大切なのは慢性炎症を抑えることである．喘鳴の症候にこだわるべきではない．

咳喘息はあるか？

　咳が遷延する場合，日本では咳喘息と診断されることが非常に多い．これは，日本の医師が伝統的に咳の原因を気管支にあると考えがちであることが影響している．とくに気道感染の後で咳が長引くケースは咳喘息との診断を受ける傾向にあるが，これは正しいのだろうか？

　前述のように，咳嗽反射の中枢は喉頭にある．喉頭は粘膜のひだがあるために，空気の刺激を受けやすい．咳嗽による強い気流でも粘膜障害を起こすことになる．長引く咳嗽は喉頭の炎症が原因となっていることが多いだろう．ほとんどの咳喘息の真の病態は喉頭炎ではないだろうか？

　本来の咳喘息は，気道の慢性炎症に由来する粘膜の線維化（リモデリング）によって，咳嗽反射の閾値が下がっているために起こる乾性咳嗽である．感染症が引き起こす遷延性咳嗽を咳喘息と呼ぶのは病態と離れているので，診断名を変えたほうがよい．とくに乳幼児を咳喘息と診断するのは，IV-4-D-i (p.134) で解説するガイドラインの影響もあって過剰治療につながってしまっている．

6 喘鳴

保護者の方へ

　小さい子どもは喘鳴を繰り返すことがよくあります．喘鳴が出るお子さんは，もともと風邪に対して弱い子ですので，何度も熱を出したり，咳や鼻水も多いと思います．中耳炎にもなりやすいかもしれませんね．

　多くの喘鳴は，風邪のウイルスが気管支まで入ってしまうことで起こります．入院するほどではない軽い喘鳴は，気管支の風邪と考えてください．

　喘鳴は繰り返しがちなので，お母さんをとっても心配させると思います．だけど，子どもは喘鳴のたびに強くなっていくのです．ただ，本当の喘息にならないために，気管支を傷つける原因がないかは，しっかり探しておく必要があります．多いのはアレルギーですが，排気ガスなどで空気が汚れていることや，タバコの煙も原因になります．

　そのような原因がなければ，将来は強くなって，呼吸機能にも問題が出ることはほとんどありません．大丈夫，未来は明るいですよ．今は大変ですが，がんばって育児してくださいね．

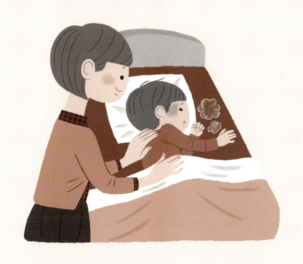

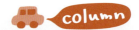

風邪の自然経過を変えられるか？

　風邪の自然経過を変えることができるだろうか？　風邪の主要な原因となるウイルスには多くの種類があるが，インフルエンザウイルスを除き，ウイルスそのものに作用する薬はない．実はこれまで風邪の自然経過を変えることができるかどうか，さまざまなトライアルがされてきた．Ⅲ（p.73）で詳しく解説するが，治療によって風邪の経過を変えることはできず，ほとんどの場合は合併症を防ぐこともできない．むしろ，投薬は症状を長引かせたり，さまざまな副作用のリスクを生じさせることになる．保護者は風邪の初期に来院し，「こじらせる前に治したい」という話をすることが少なくないが，その期待に応えることはできないわけだ．

　「効いたよね．早めの……」というコマーシャルはイメージを伝えているだけで，なんら科学的根拠はない．製薬メーカーは軽い風邪で薬を買ってもらうのが最も販売量が増えるわけで，このような謳い文句は売り上げを伸ばすために流されているものであろう．薬事法に触れない範囲の商業的な宣伝は違法行為ではないが，こういったTVコマーシャルを通じたイメージ戦略は多くの人々の心理状態に影響する．今後，なんらかの規制が必要だと思われる．

★ 参考文献

1) Wald ER, Applegate KE, Bordley C, et al：Clinical practice guideline for the diagnosis and management of acute bacterial sinusitis in children aged 1 to 18 years. Pediatrics, 132（1）：e262-280, 2013.
2) 稲光まゆみ：鼻汁・鼻閉. 開業医の外来小児科学, 第6版, 豊原清臣, 他（監）, 下村国寿, 他（編）, 南山堂, 東京, 168-172, 2013.
3) Hay AD, Wilson A, Fahey T, et al：The duration of acute cough in pre-school children presenting to primary care：a prospective cohort study. Fam Pract, 20（6）：696-705, 2003.
4) 武村政春：新しいウイルス入門（ブルーバックス）, 講談社, 東京, 2013.
5) 板垣　勉：小児における感冒の特徴. インフルエンザ, 14（3）：179-184, 2013.
6) Kristo A, Uhari M, Luotonen J, et al：Paranasal sinus findings in children during respiratory infection evaluated with magnetic resonance imaging. Pediatrics, 111（5 Pt 1）：e586-589, 2003.
7) 西村龍夫：小児の長引く咳嗽に関与する副鼻腔炎の頻度. 日本小児科学会誌, 112（1）：31-35, 2008.
8) 武内　一, 山上佳代子, 嶋田　聡：保育園入園1年間での上咽頭培養の変化─Hib抗体測定結果にも言及して─. 小児感染免疫, 19（4）：399-403, 2007.

9) Short KR, Habets MN, Hermans PW, et al: Interactions between Streptococcus pneumoniae and influenza virus: a mutually beneficial relationship? Future Microbiol, 7 (5): 609-624, 2012.
10) Yu D, Wei L, Zhengxiu L, et al: Impact of bacterial colonization on the severity, and accompanying airway inflammation, of virus-induced wheezing in children. Clin Microbiol Infect, 16 (9): 1399-1404, 2010.
11) Jartti T, Kuneinen S, Lehtinen P, et al: Nasopharyngeal bacterial colonization during the first wheezing episode is associated with longer duration of hospitalization and higher risk of relapse in young children. Eur J Clin Microbiol Infect Dis, 30 (2): 233-241, 2011.
12) 加藤茂孝:人類と感染症の歴史――未知なる恐怖を超えて――, 丸善出版, 東京, 2013.
13) Denny FW, Wannamaker LW, Brink WR, et al: Prevention of rheumatic fever; treatment of the preceding streptococcic infection. J Am Med Assoc, 143 (2): 151-153, 1950.
14) 内閣官房:幼児教育無償化に関する関係閣僚・与党実務者連絡会議(第2回)議事次第, 参考1 説明資料.
http://www.cas.go.jp/jp/seisaku/youji/dai2/sankou1.pdf
15) Nishimura T, Suzue J, Kaji H: Breastfeeding reduces the severity of respiratory syncytial virus infection among young infants: a multi-center prospective study. Pediatr Int, 51 (6): 812-816, 2009.
16) 佐藤公則, 梅野博仁, 千年俊一, 他:睡眠中の嚥下と呼吸. 音声言語医学, 52 (2): 132-140, 2011.
17) Canning BJ: Anatomy and neurophysiology of the cough reflex: ACCP evidence-based clinical practice guidelines. Chest, 129 (1 Suppl): 33S-47S, 2006.
18) Mazzone SB: An overview of the sensory receptors regulating cough. Cough, 1: 2, 2005.
19) Chang AB, Glomb WB: Guidelines for evaluating chronic cough in pediatrics: ACCP evidence-based clinical practice guidelines. Chest, 129 (1 Suppl): 260S-283S, 2006.
20) Paul IM, Beiler J, McMonagle A, et al: Effect of honey, dextromethorphan, and no treatment on nocturnal cough and sleep quality for coughing children and their parents. Arch Pediatr Adolesc Med, 161 (12): 1140-1146, 2007.
21) Illi S, von Mutius E, Lau S, et al: Perennial allergen sensitisation early in life and chronic asthma in children: a birth cohort study. Lancet, 368 (9537): 763-770, 2006.
22) Lopez-Guisa JM, Powers C, File D, et al: Airway epithelial cells from asthmatic children differentially express proremodeling factors. J Allergy Clin Immunol, 129 (4): 990-997, 2012.
23) Jia G, Erickson RW, Choy DF, et al: Periostin is a systemic biomarker of eosinophilic airway inflammation in asthmatic patients. J Allergy Clin Immunol, 130 (3): 647-654, 2012.
24) Hur DG, Khalmuratova R, Ahn SK, et al: Roles of periostin in symptom manifestation and airway remodeling in a murine model of allergic rhinitis. Allergy Asthma Immunol Res, 4 (4): 222-230, 2012.
25) 厚生労働省:保育所関連状況取りまとめ(平成23年4月1日).
http://www.mhlw.go.jp/stf/houdou/2r9852000001q77g.html

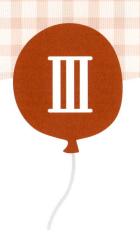

風邪の治療って？

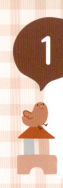
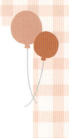

Ⅲ 風邪の治療って？

1 風邪と抗菌薬

　風邪にはどのような治療が行われているのでしょうか？　わたしが2009年11月に行った調査では，7歳未満の風邪患者に対し，抗菌薬が75％に投与されており，種類はセフェム系が66％，マクロライド系が16％でした．そのほかにも抗ヒスタミン薬は88％に，去痰薬は82％に，鎮咳薬は64％に，気管支拡張薬は60％に投与されていました（**図Ⅲ-1**）[1]．いずれも多種類の薬が同時に処方されており，これらの薬剤を組み合わせて投与することが，日本における風邪症候群の標準的な治療法になっていると考えられます．

　それでは，どのような症状に対して，このような治療が行われているのでしょうか？　2014年には，多施設共同で小児科医の風邪に関する投薬の調査を行いましたが，発熱には抗菌薬を，鼻汁症状には抗ヒスタミン薬を，咳症状に鎮咳薬や気管支拡張薬を投与しているという結果でした[2]．以降で，これらの

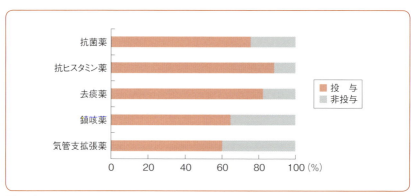

図Ⅲ-1　風邪に対する治療 （文献1）より）

投薬が小児の風邪症状にどのように影響しているかを考察してみます．

風邪に抗菌薬の効果はありません．しかし，図Ⅲ-1のように，現実には，非常に多くの風邪の子どもに対して抗菌薬が処方されているようです．

これにはさまざまな理由がありますが，医師に風邪診療についての十分な知識がなかったこと，前提とする臨床データがなかったこと，日本の医療制度は早期受診が多く発熱の原因がわかりにくいこと，フリーアクセスの制度は経過観察を指示しにくいことなど，たくさんの要因が関係していると思われます．

しかし，風邪を抗菌薬で治すとか，風邪の悪化を抗菌薬で防ぐ，というのは誤った考え方です．必要でない場合の抗菌薬の投与にはいろいろなデメリットがあります．ここではまず"風邪に抗菌薬"の弊害について，考えてみたいと思います．

A 長期的影響

人間の体は細菌と共生しています．ほとんどすべての細菌は人間にとって必要なもので，ごく一部の病原性をもつものだけが問題を起こすのです．まずはそういった微生物の世界観を身につける必要がありますが，"病気を治す"ことを主眼に教育を受けてきた医師ほど，こういった考え方をしにくいように思います．とくにプライマリ・ケアの臨床では，病原菌だけに目を向けると，多くの弊害を起こしてしまいます．

とりわけ乳幼児は，免疫の発達に細菌を利用するため，体に細菌叢をもつことは重要です．赤ちゃんは出生時には自分で抗体をつくることはできず，胎内にいる間に母親からの移行免疫(IgG抗体)をもらって体を守っています．しかし，出生後，母親由来のIgGは徐々に減少し，生後4～5ヵ月ではほとんど消失してしまいます．その後，自分自身でIgGを産生するようになり，4～6歳頃には成人に近い値となります．

一口にIgGといいますが，それぞれ個別の抗原に対する抗体ですので，無

III 風邪の治療って？

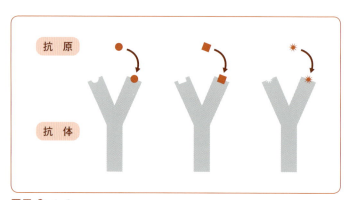

図Ⅲ-2 IgG
さまざまな抗原ごとに，それぞれ抗体がつくられる．

数の種類があり（図Ⅲ-2），どのIgGも専用のリンパ球からつくられます．麻疹・風疹混合ワクチンを接種すれば，麻疹のIgGをつくる専用のリンパ球，風疹のIgGをつくる専用のリンパ球ができるのです．若いリンパ球はさまざまな抗原の刺激を受けることで遺伝子組み換えが起こり，専用の抗体を産生する成熟リンパ球になります．

　このように，抗原と抗体は1対1の関係ですから，乳幼児期に免疫を完成させるためには，できるだけ多種類の抗原に触れる必要があります．しかし，それだけの感染を受けるのは大変です．そこで，腸内細菌が利用されるのです．腸内細菌には多くの種類があり，1つ1つが多様な抗原をもっているので，リンパ球はその抗原を利用して抗体をつくるリンパ球に変化します．このように，乳幼児期は免疫学的に活発な時期ですが，現在は生物学的な多様性が失われつつある時代です．それがアレルギーやさまざまな自己免疫疾患の増加に関係していると考えられています．

　乳幼児期の抗菌薬の投与は腸内細菌に大きく関係します．図Ⅲ-3はペニシリン系の抗菌薬であるアンピシリン（ABPC）投与後の腸内細菌叢の変化です[3]．投与後4日で感受性のある細菌が減っているのがわかります．図Ⅲ-4は，より広域に効果があるセフェム系の抗菌薬であるセフメノキシム（CMX）投与後の変化ですが，ABPC以上に多くの種類の細菌が減少しているのがわかり

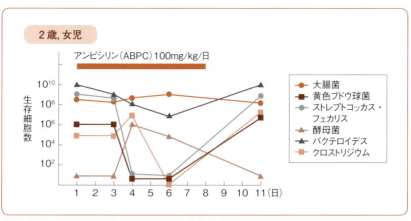

図Ⅲ-3 アンピシリン投与後の腸内細菌叢の変化 （文献3）より）

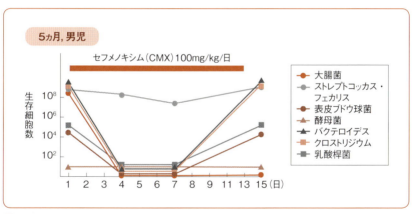

図Ⅲ-4 セフメノキシム投与後の腸内細菌叢の変化 （文献3）より）

ます．問題は，抗菌薬を投与することによる免疫系への影響は，長期的にみないとわからないということです．実際に，乳児期に抗菌薬が頻繁に投与されるほど，その後のアレルギー疾患が増えるというデータがあります（それほど影響がないのではないかという報告も存在します）[4,5]．

　もちろん，そういった理由で，必要な抗菌薬の投与までやめるべきだという議論ではありません．しかし，"風邪に抗菌薬"が当然という流れは，やはり止めなければいけません．乳幼児は頻繁に風邪を引きますが，そのたびに

抗菌薬が処方されることがあります．とくに現在は，セフェム系などの広域抗菌薬が経口投与されることが少なくなく，年に5回の風邪で，毎回5日間の抗菌薬が投与されるとすると，その子は1年間に1ヵ月近くも広域抗菌薬を飲むことになります．現実には，それ以上の期間，非常に長期にわたって抗菌薬の投与が続けられている子どももいます．腸内細菌叢に限らず，皮膚の細菌など，ほかの正常細菌叢への影響も無視できないでしょう．

抗菌薬が欠かせない場合はあるでしょうが，個人個人でその感染ごとに吟味して，必要な場合のみ投与するという姿勢が求められると思います．

B 短期的影響

多くの風邪はウイルス性の鼻副鼻腔炎ですが，図Ⅲ-5 は鼻副鼻腔炎を起こした子どもの鼻のなかです．鼻汁中は無菌ではなく，ほとんどの場合は細菌が検出されます．抗菌薬を飲ませると，腸から吸収されて血液中に入ります．大部分の薬はすぐに尿から出ていってしまいますが，ごく一部の薬だけがたまたま粘膜を流れ，鼻汁中にも出てきます．

しかし，膿性鼻汁は粘稠で流動性に乏しく，その内部に抗菌薬の濃度勾配

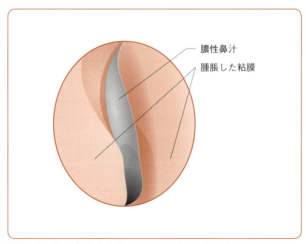

図Ⅲ-5　鼻副鼻腔炎を起こした子どもの鼻のなか

ができるため，抗菌薬があまり届かない部分も存在します(図Ⅲ-6)．抗菌薬を飲むと，薬が届きやすい粘膜に近いところにいる菌は死滅しますが，届きにくいところでは抗菌薬に弱い菌のみ死滅する一方，強い菌は生き残ることになります．

保育所などで集団生活している乳幼児は，健康時でもこれらの菌を保菌しています．風邪で鼻副鼻腔炎が起これば，細菌の増殖に最適な環境ができます．そこに抗菌薬が投与されると，感受性のある菌は減りますが，耐性菌は残ることになります(図Ⅲ-7)．また，病原性の菌ほど耐性化が進んでいるため，抗菌薬が投与されていると，常在菌よりも病原性細菌へのシフトが進むことになります．実際に，抗菌薬投与によって，乳幼児が病原性細菌を保菌するリスクが上がることがわかっています[6]．

多くの子どもたちの鼻副鼻腔で，繰り返し同様の淘汰が行われた結果，現在の乳幼児の鼻にいる肺炎球菌やインフルエンザ菌が高度に耐性化し，さらに必要な常在菌から病原菌に変化してきたのです．そういった菌が細菌性中耳炎や菌血症，細菌性髄膜炎，肺炎などの原因となるわけですから，鼻副鼻腔の菌が耐性化することは明らかにリスクの増大です．小児医療にかかわってきた医師は大いに反省すべきだと思われます．

乳幼児の鼻には，普段からもさまざまな細菌が住んでいます．前述のように，風邪を引いて鼻汁が溜まれば，そのなかで増えます．しかし，この段階では，

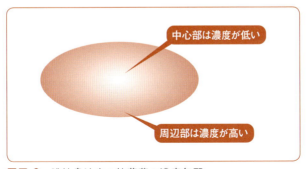

図Ⅲ-6　膿性鼻汁中の抗菌薬の濃度勾配

III 風邪の治療って？

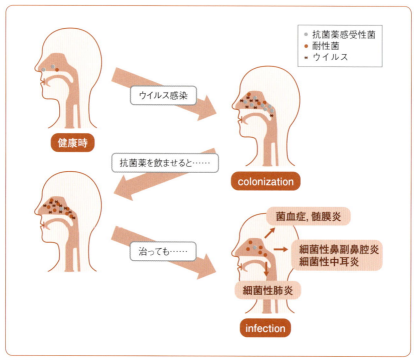

図III-7 抗菌薬が投与された結果

　それはcolonizationであり，単にそこに細菌がいるだけであるということを理解しなければいけません．細菌が体に有害なものとなるのは，infection（感染）が起こったときです．細菌が粘膜上からより深部へ侵入すると，infectionの状態となります．infectionになれば，発熱，疼痛，発赤の症状が出ますが，そのほかに生体反応として白血球数やCRP値などの炎症マーカーが上昇します．colonizationに対して抗菌薬を投与しても，患者にとって有害なだけです．infectionとなって初めて抗菌薬を投与するメリットがデメリットを上回ることになるのです．鼻汁や咳は，単に分泌物の存在を示しているだけなので，指標にはなりません．

　熱心に診察をして，目の前の子どもの状態を把握し，場合によっては検査も併用する．そこまでしてわからないときには，経過をみればよいのです．"最終的に判断できる"ことこそが，臨床医のアイデンティティではないでしょうか．

単に「発熱があるから」とか,「鼻汁に色がついているから」を理由に,抗菌薬を投与するのは簡単です.しかし,そういった症状をみて機械的に処方するのであれば,臨床医の経験は活きません.病態を考えず,症候をみているだけの医療は,保護者の満足は得られても,真に子どものためにはなりません.小児科医は子どもの最善の利益のために診療を行うべきですから,まずは"風邪に抗菌薬"の考えを変えなくてはいけません.

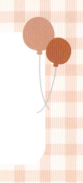

Ⅲ 風邪の治療って？

2 風邪薬の効果

A 抗ヒスタミン薬

　かつて小児科医は，鼻汁症状に抗ヒスタミン薬を投与することが治療になると考えていました．しかし，乳幼児に対して抗ヒスタミン薬を投与しても，臨床症状の改善はない一方で，副作用の眠気は出ます[7]．たとえば，抗ヒスタミン薬を1日3回(毎食後)で投与した場合，日中に眠気が出るため睡眠リズムが狂ってしまい，かえってQOLが下がることになります．

　また，風邪の経過を長引かせることにもつながるのです．抗ヒスタミン薬は炎症部のヒスタミンの作用を抑えることで分泌物の量を低減させますが，そのために分泌物の粘稠度が上がってしまうことが問題です．図Ⅲ-8は急性

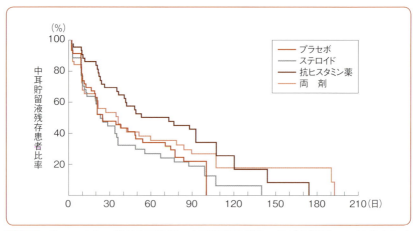

図Ⅲ-8　抗ヒスタミン薬が中耳炎後の中耳貯留液残存に及ぼす影響　　　(文献8)より）

中耳炎の後に中耳に溜まった貯留液がどのくらいで治っていくのかを表しています[8]．何も薬を投与しない群（プラセボ群）と比較して，抗ヒスタミン薬投与群は有意に貯留液の残存期間が長引いています．これは，抗ヒスタミン薬の投与によって分泌物の排出が遅れることを示すものです．

気道のウイルス感染は鼻副鼻腔炎を起こし，液が貯留します．抗ヒスタミン薬を投与して鼻汁が減れば，一見治ったように思えるので，保護者の納得は得られやすくても，むしろ真の病気を長引かせてしまうことになります（もっとも，鼻汁を減らす効果さえ疑わしいのですが……）．

それにもかかわらず，長年にわたって乳幼児に抗ヒスタミン薬が投与されてきたわけで，小児医療にかかわる医師は反省しなくてはいけないでしょう．

B　鎮咳薬

咳止めの薬はいくつかありますが，小児の咳に効くと証明されたものはありません．現在の咳止めはどれも成人用の薬を小児用に減量して投与されているものですが，小児は小さい成人ではありません．気道の構造も異なるし，咳嗽の原因も同じではないからです．

たとえば，代表的な鎮咳薬であるデキストロメトルファン（メジコン®）ですが，二重盲検試験ではプラセボと変わらないことが証明されていますし，むしろハチミツのほうが効果的だったというデータもあります（図Ⅲ-9）[9]．

2014年にはわたしを含めたグループが，風邪の子どもの経過調査を行いました[2]．初診時に風邪と判断した子どもを対象にし，3〜4日後に保護者に電話で連絡し，症状が改善したか，変わらないか，悪化したのかを聞き取り，さまざまな投薬が，発熱，鼻汁，咳嗽などの症状にどのように影響しているかを調べたものです．発熱と鼻汁に関しては，どのような薬も経過に影響を与えない，つまり，早くよくなることもないが，症状が遷延することもないという結果でした．しかし，唯一咳嗽は，投薬による影響が明確にありました．なんと，咳止めが投与されていた場合，かえって咳が長引くという結果でした（図Ⅲ-10）．これは，鎮咳薬が実際の咳を長引かせているというより，投薬

Ⅲ 風邪の治療って？

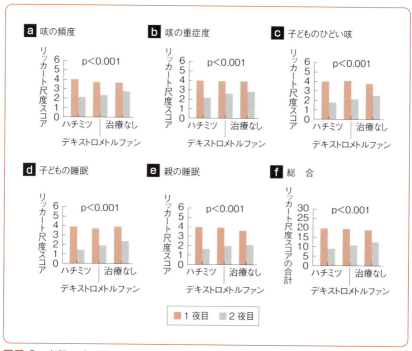

図Ⅲ-9 夜間に咳のある子どもとその親に対するデキストロメトルファンとハチミツの効果
(文献9)より)

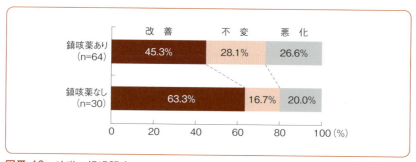

図Ⅲ-10 咳嗽の経過調査
(文献2)より)

による保護者への心理的な影響と考えています．

　この調査は保護者への聞き取り調査ですので，子どもの咳の程度を判断するのは保護者です．保護者の訴えは，実際の咳の強さと大きく乖離すること

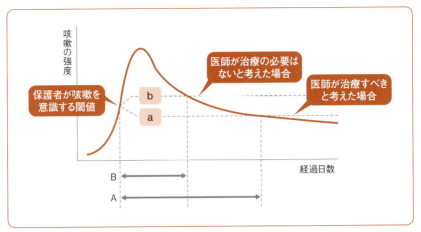

図Ⅲ-11　咳が長引く理由

があるとわかっています[10]．ひどい咳嗽でもほとんど気にしない保護者もいれば，日に数回の咳嗽を心配して受診する保護者もいます．咳に対する過敏度が，子どもの症状の評価に大きく影響するということです．

　すると，図Ⅲ-11のような仮説が考えられます．風邪の咳嗽は，発症から数日でピークとなり，その後徐々に改善していくとされています．保護者はある程度咳が目立つようになった時点で，咳を意識するようになり，受診します．咳止めを処方する医師は，「咳を止めてあげよう」という意思をもっています．すると，保護者はかえって咳を意識してしまうことになり，図Ⅲ-11の「A」の期間，咳を意識することになります．一方，咳止めを処方しない医師は，「咳が出るから治る」と説明しているわけです．すると，保護者が咳を意識するレベルが上がり，咳を意識する期間は図Ⅲ-11の「B」となり，病期を短縮しているわけです．これについては，プライマリ・ケアで咳止めを使わない医師なら納得できるのではないでしょうか．

　咳が出るから，「咳止めをください」と受診される保護者は後を絶ちません．風邪のたびに咳止めを貰っているという人ほど，咳に過敏になります．これは発熱で必ず抗菌薬が投与されていると，心理エラーにより発熱をおそれるようになるのと同じ理屈です．発熱は体温という客観的な指標がありますが，

III 風邪の治療って？

咳に関してはそのような指標はなく，保護者の主観が大きいので，よりやっかいです．

乳幼児の咳嗽のほとんどは，風邪によるものです．風邪の咳は一般に考えられているよりも長く続きます．とくに保育所などで集団生活をしている子どもは，鼻副鼻腔炎からずっと咳をしているということも普通にあります．そこに治療的介入をしても効果はないうえ，保護者のストレスが増大する結果になってしまうのです．

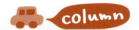

チペピジンヒベンズ酸塩（アスベリン®）の効果

小児のプライマリ・ケアで最も多く使われている鎮咳薬はチペピジンヒベンズ酸塩である．この薬は50年以上も前から用いられているが，果たしてその効果は証明されているのだろうか？

表1にチペピジンヒベンズ酸塩の医薬品インタビューフォームの一部を示す．その薬効は，鎮咳作用はイヌで，気管支腺分泌亢進作用はウサギで，気道粘膜線毛上皮運動亢進作用はハトでの実験を根拠としている．ヒトに関する記載はなく，単なる動物実験データを"ヒトでも効くだろう"としているにすぎない．なお，イヌとヒトでは咽頭と喉頭の構造が異なり，咳嗽反射もヒトのほうがはるかに進化したものをもっている．

また，「効能又は効果」として，感冒，上気道炎，急性気管支炎などがあげられているが，ランダム化試験が行われたものではなく，「投与したら改善した」という試験であり，薬効を示すデータではない．その一方で，副作用のデータベースが存在することも忘れてはならない．

つまり，チペピジンヒベンズ酸塩のヒトへの薬効を証明する科学的データはなく，副作用だけは確実に存在するということである．さらに，成人での血中濃度の記載はあるが，小児に関しては書かれていないことなど，とても小児の治療に使用すべき"薬剤"と呼ぶことはできない．

小児の風邪に対して投薬されている薬のほとんどが同様の状況にある．こういった薬剤が"咳止め"として習慣的に投与されているのは，倫理的にも許されるものではないだろう．

表1　薬効を裏づける試験成績

1）鎮咳作用
　イヌ16 mg/kg（チペピジンとして）経口投与により，コデインリン酸塩とほぼ同等の鎮咳作用（咳嗽犬法）を示す．作用は30分〜1時間後に発現し，約5〜6時間持続する

2）気管支腺分泌亢進作用
　ウサギ100 mg/kg経口投与により，ブロムヘキシン塩酸塩50 mg/kg経口投与とほぼ同等の気管支腺分泌亢進作用を示す

3）気道粘膜線毛上皮運動亢進作用
　ハト0.6 mg/kg（チペピジンとして）筋肉内投与により，気道線毛運動は30分後に1.5倍亢進する

（医薬品インタビューフォームより）

C 気管支拡張薬

　気管支拡張薬は内服もありますが，ここでは頻繁に利用されている貼付薬（ツロブテロール：ホクナリン®テープ）について記載します．

　外来を受診する子どもの聴診をしようとすると，胸にホクナリン®テープを貼っているケースをみかけることがあります（図Ⅲ-12）．保健センターでの乳児健診や学校健診でも，何人かはこの貼付薬を貼っています．たまたまみつけただけでも，たくさんの子どもたちが貼っているわけですから，この貼付薬を使っている子どもは膨大な数であろうと推測されます．

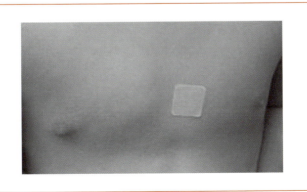

図Ⅲ-12　ツロブテロール（ホクナリン®テープ）

III 風邪の治療って？

　ところが，保護者に話を聞くと，単に「咳が出るから貼っている」という人が大部分です．本当にこの薬のことを理解して使っているのかは大いに疑問です．ホクナリン®テープという薬は，プロカテロール（メプチン®）やテルブタリン（ブリカニール®），ツロブテロール塩酸塩（ベラチン®），クレンブテロール（スピロペント®）などといった薬と同じ仲間で，気管支や心臓にある交感神経のβ受容体を刺激して，気管支平滑筋を緩めたり，脈を速くする効果をもつものです（正確には気管支のレセプターに対して強く反応し，心臓には作用しにくくなっています）．ホクナリン®テープの裏にはこの薬が塗ってあり，貼ると皮膚からじわじわと薬が吸収され，6〜8時間後に血中濃度が上がり，24時間以上効果が持続します．夕方に貼っても朝まで効果が続くので，早朝に起こる喘息発作を予防するために開発されました．なお，ホクナリン®テープは喘息発作の予防には効果がありますが，すでに起こっている発作を止めることはできません．効果が出るまであまりにも時間がかかりすぎるからです．

　厚生労働省が認めているホクナリン®テープの適応病名のなかで，小児と関係するのは気管支喘息と急性気管支炎です．前述のように，このうち，ホクナリン®テープが気管支喘息の発作の予防に効果があるのは間違いありません．しかし，多くの場合は急性気管支炎の診断で使用されています．

　では，急性気管支炎とはどんな病気なのでしょう？　実は，気管支炎の診断基準はきわめて曖昧です．

　たとえば，『小児呼吸器感染症診療ガイドライン2011』には，急性気管支炎の臨床症状として「上気道炎に引き続き，発熱，乾性咳嗽で始まり，次第に湿性咳嗽となる．痰を飲み込む乳幼児では，吐物に膿性痰が混入する」と書かれています．これを読むと，風邪に引き続いて起こる湿った咳は，それだけで急性気管支炎と診断してよいということになります．すると，小児の上気道炎のほとんどに気管支炎を併発するということになり，その結果，ホクナリン®テープがたくさん処方されることになっているものと思われます．

　製薬メーカーが厚生労働省に薬の承認を求める際には，臨床試験をしているはずです．ところが，ここにも大きな問題があります．ホクナリン®テープの国の承認を得るための治験が行われていたのは1990年代です．メーカーがその

2 風邪薬の効果

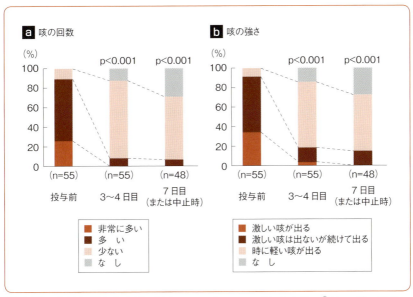

図Ⅲ-13　急性気管支炎患児に対するツロブテロール（ホクナリン®テープ）の効果
（文献11）より）

効果の根拠にしている，1995年に発表された論文[11]から要約を抜粋します．
　タイトル：小児の急性気管支炎に対する経皮吸収型β_2刺激薬，ツロブテロール貼付剤（HN-078）の臨床評価
　咳嗽を主訴とし，喘鳴または聴診ラ音を有する急性気管支炎患児に，新規に開発されたβ_2刺激薬ツロブテロール含有経皮吸収型製剤（HN-078）を3日～1週間投与して，その有効性と安全性を検討した．HN-078は咳嗽，喀痰，喘鳴，夜間睡眠および聴診ラ音の各臨床症状のいずれにも改善率（中等度改善以上）70％以上の優れた効果が認められた．最終全般改善度は55例中著明改善19例，中等度改善25例，軽度改善7例，不変3例，悪化1例で，改善率は80％であった．
　論文中に**図Ⅲ-13**が掲載されており，結論として，ホクナリン®テープは急性気管支炎にきわめて有用であるとしています．**図Ⅲ-13**では，誰がみてもよく効いているように感じます．

Ⅲ 風邪の治療って？

　ところが，この臨床評価には，きわめて大きな問題があるのです．わかるでしょうか？

　なんと，この研究にはコントロールスタディがないのです．つまり，テープを貼った人だけを調べているわけです．薬の効果は，本来なら薬を使用した群，使用しなかった群で比べるべきものです．その比較がない研究は，単なる経過報告でしかありません．そもそも，小児の咳嗽は3日も経てば，ほとんど軽快します．図Ⅲ-13はテープを貼った効果なのでしょうか？　それとも自然経過なのでしょうか？　肝心のそこがわかりません．こういったデータを信じて，日本中の医師がこのテープを処方しているのです．

　同じ論文中に，患児または保護者の印象も記載されています．それをみると，大変よくなった27.3%，よくなった49.1%，少しよくなった14.5%で，なんと90％以上の人がその効果があったと判断しているのです．患者は，テープを貼った場合，貼らなかった場合の比較をすることはできません．全員がテープを貼っているのだから，治っていくのをみていくだけです．ですので，自然経過で治癒しているのも，薬の効果だと勘違いされてしまっています．これはきわめて危険です．

　そもそも，気管支拡張薬はなぜ咳に対して効果があるということになったのでしょうか？　この論文で，気管支拡張薬が咳嗽反射を抑制するという根拠にしている論文[12]は，1964年に書かれたものです．

　こちらの論文を読むと，動物実験において，咳嗽反射が生じるとき，それに先立って気管支収縮が起こるとされており，気管支収縮を抑えることで咳嗽が軽減するのではないかという仮説が立てられています．しかし，これは1960年代の理論であり，前述の論文が書かれた1995年の時点ですでに30年以上が経過しているわけです．30年前の理屈が通用するものでしょうか？　一般の科学ではあり得ない話です．いかに臨床が軽視されているかが，この30年以上前の論文の引用からもわかります．

　長引く風邪症状の多くに鼻副鼻腔炎が合併します．これまで小児科医は鼻副鼻腔炎を意識してきませんでしたが，すでに述べたように，気管支炎と考え

2 風邪薬の効果

られていた病気の多くは鼻副鼻腔炎です．咳嗽は喉頭に入った異物を咽頭に戻すために出るものであり，そのためには喉頭を閉じた後に，気管支収縮を起こして，気道内圧を高める必要があるのです．気管支拡張薬を使用すると，収縮が妨げられて，咳嗽の本来の機能である異物除去ができにくくなります．

実際に，気管支拡張薬を投与すると，有意ではありませんが，プラセボに比較して咳嗽の臨床スコアが悪化するというデータもあります[13]．

それにもかかわらず，小児科医が咳嗽に気管支拡張薬を処方しがちなのは，「喘息を見逃していないか？」という恐怖感があるからです．とくに乳幼児の鼻副鼻腔炎では，聴診で雑音を聴取することが多いので，診察者が不安になり，"念のため"気管支拡張薬が処方されることになっているようです．咳嗽は自然経過でも数日で改善します．ですから，"念のため"の処方が，処方医と保護者の"効いた"につながってしまうのです．

また，気管支以下の下気道性の喘鳴には気管支拡張薬が効くだろうと考える人もいます．これも真実ではありません．乳幼児の下気道性の喘鳴の原因は，細気管支炎や喘息性気管支炎と呼ばれるウイルス性の気管支炎がほとんどです．これらに対する気管支拡張薬については詳細に検討されているのですが，明確な効果はありません．

一方，乾いた咳嗽が8週間以上続く場合は，将来の気管支喘息の発症リスクが高いことが知られています[14]．しかし，プライマリ・ケアの外来でそういった慢性咳嗽に遭遇することは少なく，ほとんどの咳嗽は2週間未満の急性のものです．こういった急性咳嗽に気管支拡張薬を使用することの意味はどこにあるのでしょうか？

しかもホクナリン®テープはただの風邪薬ではありません．長時間気管支に作用し，心臓にも影響します．長時間作用型の気管支拡張薬は，喘息の重症発作や喘息死を増やすとされており，日本の小児気管支喘息のガイドラインでも，使用する場合は中等症以上の比較的重症な喘息の子どもに限り，必ずステロイドの吸入と併用することになっています．気管支拡張薬は慎重に投与するべき薬であることは間違いありません．

このように，ホクナリン®テープの過剰使用の現状は，日本の小児医療を

III 風邪の治療って？

取り巻くさまざまな問題点を浮き彫りにしてくれます．外来が忙しく詳しい説明もないままに薬が処方されること，不十分な臨床データでの薬の承認の問題（その後の見直しもされません），不安感から薬を求める親とそれに応じて処方せざるを得ない小児科医が生む薬依存症のスパイラル，十分に検討されていない副作用の問題……．

　ホクナリン®テープの使われ方が大きく誤っているのは確実です．事故につながる可能性もあると思います．小児科医が率先して，過剰使用の現状をなんとかすべきではないでしょうか？

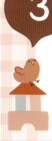
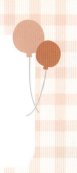

Ⅲ 風邪の治療って？

3 医療制度の弊害

　欧米にはいわゆる「家庭医」といわれる制度があり，健康上のトラブルがあったら，契約しているかかりつけの家庭医を受診することになります．そしてその家庭医が，より高次の医療を要すると判断した場合のみ，病院へ紹介することになります（図Ⅲ-14）．

　対して，日本の医療制度の特徴は，国民皆保険とフリーアクセスにあります．原則として，国民全員がなんらかの公的な医療保険に加入することになっており，自己負担額はきわめて低額です．小児では，乳幼児医療費助成制度のために無料である地区も多いでしょう．そして，フリーアクセスは，「患者が自由に医療機関を選んで受診できること」です（図Ⅲ-15）．こういった医療制度の最大の長所は，「誰もが必要と思ったときに医療を受けられる」という安

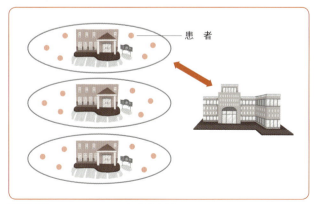

図Ⅲ-14　ヨーロッパの家庭医制度

III 風邪の治療って？

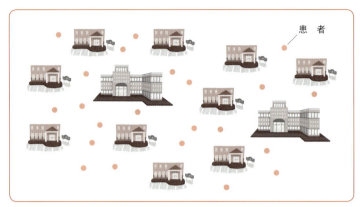

図III-15　日本はフリーアクセス

心感と平等性にあります．さらに，日本では諸外国に比べ，医療機関の設立も比較的自由です．その結果，医療機関同士の競争原理により，患者サービスは向上してきたものと思われます．

　たとえば，ある子どもが風邪を引いたとします．近くの診療所を受診し，投薬を受けることになりました．しかし，風邪の症状は長引くこともあります．症状が続けば，隣町のほかの診療所に行って違う薬をもらうこともあるでしょう．それでも治らないので，病院に行くこともあると思います．さらには，朝に発熱で受診して，解熱しないから夕方に別の医療機関を受診するということもあり得るのです．そして，受診したさまざまな医療機関で，それぞれ投薬を受けることになります．このようなフリーアクセスの副作用として，風邪の過剰診療の問題が生じているわけです．

　実際，年間の1人当たりの受診回数は，日本はほかの先進国と比較してはるかに多くなっています（図III-16）[15]．ですが，プライマリ・ケアの教育システムが整っていないために，治療方針は各医療機関ごとにばらばらで，言葉は悪いですが，サービス合戦のように抗菌薬などのいろいろな投薬が行われているという現状があるのです．これまで述べてきたように，小児の風邪への投薬で効果的なものはありません．にもかかわらず，これほどたくさんの投薬が行われてしまっています．高い抗菌薬処方率による肺炎球菌やインフルエンザ菌の高い耐性化率もまた，日本の医療制度の副作用といえるでしょう．

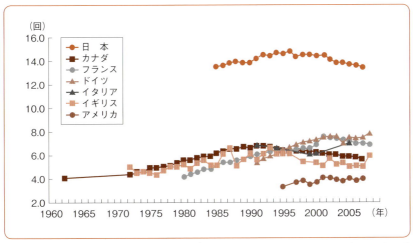

図Ⅲ-16 1人当たりの受診回数（先進国） （文献15）より）

　一方，日本の1人当たりの総医療費は2,729ドルで，アメリカ7,285ドルやドイツ3,619ドル，イギリス2,990ドルと比較しても低いのです[15]．さらに，外来受診数は飛び抜けて多いですから，1受診当たりの医療費は先進国で最低レベルとなります．また，**図Ⅲ-17**に示すとおり，人口当たりの医師数も少ない[15]ということは，日本の医療機関は非常に多くの患者を診ざるを得ない状況になっているわけです．

　医療機関の運営は，保険から支払われる診療報酬に依存しています．保険では「1受診当たりいくら」で報酬が支払われるために，できるだけ多くの患者に来院してもらうようなインセンティブが働くようになっています．結果として，現在の小児プライマリ・ケアのビジネスモデルは，軽症患者に繰り返し来院してもらうことになっているのです．

　このように，保護者としては，受診のハードルが低いことから受診回数が多くなり，医療機関側も頻回の来院を望んでいるという背景があるわけです．子どもに最もよくみられるトラブルは風邪ですから，保護者は子どもの風邪症状を"治してもらう"ことを目的に頻繁に来院する一方，医師は"次回も来院してもらう"ことを目的に保護者の満足感を上げようと，症状を止めることに熱

III 風邪の治療って？

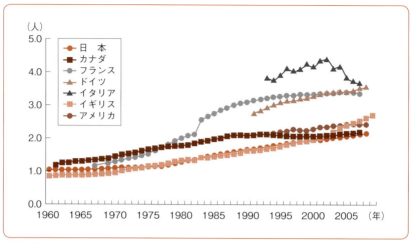

図III-17 人口1,000人当たりの医師数（先進国） （文献15）より）

心になってしまうのです．結果として，十分に説明のないまま，「発熱に抗菌薬」「咳に咳止め」「鼻汁には鼻を止める薬」といった医療が普通になっています．しかしながら，風邪への投薬はいずれも大きな効果はなく，メリットよりもデメリットのほうが大きいということは，すでに述べたとおりです．医師は投薬して治したつもりになり，保護者は投薬を受けて治してもらったつもりになり，双方満足なのですが，長期的にみたらどうでしょうか？

　III-2-B（p.83）で説明しましたが，症状を止めようとするのは，子どもにとって有害であるばかりでなく，保護者のストレスをも増してしまうことになります．また，投薬による治療を行うためには，保険診療上の病名をつけなくてはいけないので，中耳炎や気管支炎，喘息などが過剰に診断されることになります．さらに，IV-4-D（p.134）で詳述しますが，専門医がつくったガイドラインも過剰診療を助長しています．

　50年前のように重症感染症が多く，国民所得が低いために医療機関を受診することをためらう人が少なくなかった頃には，現在のような医療制度が，小児の死亡率を下げることに寄与したでしょう．しかし，現在のように，死亡率がきわめて低くなった状況では，リスクをさらに低下させようとする意識が，別のリスクをつくっている可能性が高いのです．

Ⅲ 風邪の治療って？

4 負のスパイラル

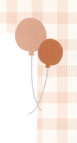

　ここまで説明してきたとおり，風邪への投薬はむしろ有害です．しかし，小児科医は日常的に，保護者から「子どもに熱が出たから抗菌薬をください」とか，「咳止めをください」といわれています．そんな状況で処方に拒否的な態度をとると，保護者が不満そうにしたり，実際に怒ったりする人もいると思われます．これは，どのように解決すればよいのでしょうか？

　実は，そういった保護者の態度は，普段のかかりつけ医による風邪教育が反映されているものです．2006年に大阪小児科学会地域医療委員会が，上気道炎に対する抗菌薬投与の実態調査を行っていますが，その結果，発熱時に抗菌薬を投与する方針の医師にかかっている患者ほど「抗菌薬が必要である」と考える傾向にあり，医師の処方態度と患者の処方希望には強い相関があることがわかっています[16]．

　これをどのように考えればよいのかを図Ⅲ-18に示します．子どもの発熱の

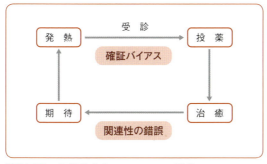

図Ⅲ-18　抗菌薬依存のスパイラル現象

Ⅲ 風邪の治療って？

　ほとんどはウイルス感染症ですが，発熱は保護者を最も不安にさせる症状です．そこで医療機関を受診し，抗菌薬の投与を受けた後に治癒したとします．抗菌薬を飲もうが飲むまいが，治ったはずですが，不安を抱えた母親はリスクに過敏になっており，"抗菌薬を飲ませる"という特別なイベントが子どもを治したと思い込みます．これは関連性の錯誤と呼ばれる認知エラーです．その結果，保護者は抗菌薬に過剰な期待をもつことになります．

　乳幼児は何度も熱を出しますが，抗菌薬を飲ませて熱が下がるという経験を繰り返すことで，自らの思い込みがどんどん強固になっていきます．これは確証バイアスという認知エラーによるものです．確証バイアスは，自分が本当だと思っていることを確かめるための情報は探す一方で，反証となるような証拠をみないようにすることです．このため，最初の判断を補強する情報だけで調整が行われ，自分の判断は「間違っていない」と思い込んでしまいます．抗菌薬は薬局では買えません．医療機関で処方してもらわなければいけないので，認知エラーを起こした保護者は発熱のたびに医療機関を受診し，抗菌薬を処方してもらうという行動につながります．

　こういった認知エラーは保護者だけでなく，処方する医師にもみられるもので，相互のやり取りによって補強されます．すると，医師も保護者も「風邪に抗菌薬は不要である」という正しい情報をみないようになるのです．結果として，図Ⅲ-18のような薬物依存の状態を起こしてしまうことがあります．

　「風邪は何も薬を飲まなくても自然に治る」という話をすると，非常にびっくりされる保護者がいます．子どもでも知っている常識なのですが，認知エラーによる思い込みがそういった情報を覆い隠してしまっているのです．

　ある程度の思い込みは日常生活の彩です．「お気に入りの化粧品を使うと肌がしっとりして，きれいになる！」という程度の思い込みならよいのですが，薬のこととなると副作用や医療費，何より保護者の負担が増えます．たとえば，「発熱したら，必ず抗菌薬を飲ませないと治らない」という思い込みができてしまうとどうでしょうか？　乳幼児は頻繁に発熱します．そのたびに抗菌薬を求めて，夜間でも病院に行くという人は珍しくありません．認知エラーの結果，発熱のリスクを過剰に感じているのです．医師の処方が"リスク認知

の歪み"を引き起こし，受診行動にまで影響してしまうというわけです．なお，抗菌薬に限らず，咳止めなどの薬についても同じことがいえます．風邪の過剰治療が，こういった保護者をつくってしまっているのです．

　子どもは熱があっても元気なのに，"リスク認知の歪み"を起こしてしまった母親の表情は暗く，自信がなく，オドオドしているようにもみえます．さまざまなことにリスクを感じすぎると，不安になり，それによって日常生活のストレスが増えてしまうのです．それは子どもの成長・発育に影響するでしょう．

　こういった状況を変えることができるのは，小児診療に携わる医師だけです．まずは自らの診療内容を見直してみようではありませんか．

★ 参考文献

1) 西村龍夫：小児プライマリーケアにおける抗菌薬の適正使用について：プライマリーケアの治療を考え直そう．日本小児科学会雑誌, 114 (9)：1357-1366, 2010.
2) 西村龍夫, 田辺卓也, 黒瀬裕史, 他：小児科外来を受診した軽症気道感染症の経過に影響する因子について．外来小児科, 17 (2)：137-144, 2014.
3) 秋田博伸：各種抗生剤投与による腸内細菌叢の変動(小児科領域にみられる影響について)．感染症学雑誌, 56 (12)：1216-1224, 1982.
4) Marra F, Marra CA, Richardson K, et al：Antibiotic use in children is associated with increased risk of asthma. Pediatrics, 123 (3)：1003-1010, 2009.
5) Foliaki S, Pearce N, Björkstén B, et al：Antibiotic use in infancy and symptoms of asthma, rhinoconjunctivitis, and eczema in children 6 and 7 years old：International Study of Asthma and Allergies in Childhood Phase Ⅲ. J Allergy Clin Immunol, 124 (5)：982-989, 2009.
6) Otsuka T, Chang B, Shirai T：Individual risk factors associated with nasopharyngeal colonization with Streptococcus pneumoniae and Haemophilus influenzae：a Japanese birth cohort study. Pediatr Infect Dis J, 32 (7)：709-714, 2013.
7) Clemens CJ, Taylor JA, Almquist JR, et al：Is an antihistamine-decongestant combination effective in temporarily relieving symptoms of the common cold in preschool children? J Pediatr, 130 (3)：463-466, 1997.
8) Chonmaitree T, Saeed K, Uchida T, et al：A randomized, placebo-controlled trial of the effect of antihistamine or corticosteroid treatment in acute otitis media. J Pediatr, 143 (3)：377-385, 2003.
9) Paul IM, Beiler J, McMonagle A, et al：Effect of honey, dextromethorphan, and no treatment on nocturnal cough and sleep quality for coughing children and their parents. Arch Pediatr Adolesc Med, 161 (12)：1140-1146, 2007.
10) Dales RE, White J, Bhumgara C, et al：Parental reporting of childrens'coughing is biased. Eur J Epidemiol, 13 (5)：541-545, 1997.
11) 崎山幸雄, 岡野素彦, 我妻義則, 他：小児の急性気管支炎に対する経皮吸収型β_2刺激薬, ツロブテロール貼付剤(HN-078)の臨床評価．小児科臨床, 48 (6)：1351-1362, 1995.
12) Salem H, Aviado DM：ANTITUSSIVE DRUGS, WITH SPECIAL REFERENCE TO A NEW THEORY FOR THE INITATION OF THE COUGH REFLEX AND THE INFLUENCE OR BRONCHODILATORS. Am J Med Sci, 247：585-600, 1964.

13) Smucny J, Becker L, Glazier R：Beta2-agonists for acute bronchitis. Cochrane Database Syst Rev, (4)：CD001726, 2006.
14) Nishimura H, Mochizuki H, Tokuyama K, et al：Relationship between bronchial hyperresponsiveness and development of asthma in children with chronic cough. Pediatr Pulmonol, 31(6)：412-418, 2001.
15) 前田由美子, 法坂千代：医療関連データの国際比較2010―OECD Health Data 2010より―. 日医総研ワーキングペーパー, 223, 2010.
http://www.jmari.med.or.jp/research/research/wr_438.html
16) 大阪小児科学会地域医療委員会：上気道炎に対する抗菌薬投与実態調査. 大阪小児科学会誌, 23：6, 2006.

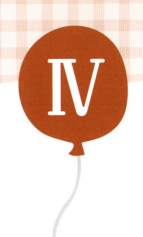

風邪と
リスクマネジメント

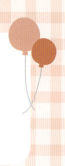

Ⅳ 風邪とリスクマネジメント

治療より診断

A 投薬から検査へ

　わたしが医師になって，1人で外来診療を行いだしたのは，約25年ほど前のことです．最初は小さな市民病院の外来で診療していたのですが，インフルエンザシーズンには，午前中の外来だけで100名以上の子どもが殺到していました．みんな高熱で来院するのですが，あまりに混んでいるので，のどをみて聴診して，右から左へと抗菌薬を処方するのが当然の医療でした．

　しかし，今から考えると本当に馬鹿馬鹿しい話です．来院する子どもたちのほとんどはインフルエンザだったでしょう．しかし，インフルエンザを診察のみで診断することは不可能です．なんらかの細菌感染症だったら困るので，とにかく抗菌薬を飲ませておこうという発想でした．高熱でつらい子が，わざわざ病院に連れてこられ，長時間待たされたうえに，なんら効果もない薬をもらって，かえって下痢などの副作用を出していたはずです．そこでは，治療を求める保護者の希望と，せっかく病院に来たのだからとにかくなんらかの"治療行為"を行っておこうという医師の意思ががっちりかみ合っていたように思います．

　やがて，1999年頃よりインフルエンザが診断できるキットが発売され，外来診療でも使用できるようになりました．ほぼ同時期から，一般的な診療所でも使える血液検査の器械が普及しはじめます．これらの検査機器の出現で，プライマリ・ケアの小児科医の意識に変化がみられるようになってきました．以前にはインフルエンザだろうと思っていても，ほかの発熱との違いがわからなかったのが，診断できる客観的な指標が出現したのです．現在では，より多くのウ

表Ⅳ-1　主な迅速診断キット

迅速診断キット	保険適用
インフルエンザウイルス	あり
RSウイルス	1歳未満のみ
アデノウイルス	あり
メタニューモウイルス	肺炎の児のみ
マイコプラズマ	あり
溶連菌	あり
ロタウイルス	あり
ノロウイルス	3歳未満のみ

イルスや溶連菌，マイコプラズマなどによる感染症も検査で診断できるようになってきています(表Ⅳ-1)．感染症が可視化できるようになったわけです．

　これからの小児プライマリ・ケアで必要なのは治療より診断です．そのように医療者の考え方を変えていく必要があります．症状をみて，それに対して投薬をするというのであれば，医師など不要です．薬局で対症療法の薬を売ればよいでしょう．そこには臨床の深みなどありませんし，子どもにもメリットがありません．

　現在，非常に多種類の薬が風邪に使用できるようになっています．多くの抗菌薬や対症療法の薬に保険診療が認められており，どの医療機関でも自由に処方することができるのです．乳幼児医療費助成制度がある地域では薬代は事実上無料です．

　しかし，こういった薬は科学的な裏づけがなく，投与してもメリットがない場合が多いのです．そんな薬を保険で処方できるというのは間違っているでしょう．一方で検査は，保険で認められているものは一部だけです．

　医療行為としては，個人と社会にメリットがあることがなされるべきです．現代のプライマリ・ケアで必要なのは治療より診断です．科学的根拠のない薬の保険適用を外して，逆にさまざまな検査のためのツールの保険適用を広げていくようにシフトしていかなくてはいけません．

　また，そのためには各医師が検査の限界もきちんと把握しておく必要があります．

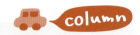

薬の適応症

　抗菌薬は，「○○の疾患に効く」ということで，多くの適応症の承認を取得している．小児科で一般的に使われている抗菌薬であるセフカペン（フロモックス®）小児用細粒の添付文書にある臨床成績を表1に示す．「有効率は95.6%」と，きわめて高い数字が書いてある．しかし，この試験にはコントロールスタディがなく，単なる臨床経過をみているにすぎず，その病気に効くという根拠にはならない．たとえば，呼吸器感染症にしても，ほとんどはウイルス感染症であり，セフカペンを投与して改善したといってもその効果ではなく，ただ自然に治っているだけである．

　こういった臨床成績のみで"効く"として，さまざまな疾患が適応症とされているのは，明らかに間違いである．抗菌薬に限らず，ほとんどの薬で，同様のことを根拠に適応が取得されている．意味のない薬を投与されて，迷惑がかかるのは子どもたちだ．"薬の効果"に関して，全面的に調査しなおすべきだろう．

表1 セフカペン（フロモックス®）小児用細粒の臨床成績

疾患	有効例数／有効性評価対象例数	有効率（％）
皮膚科領域感染症	29／33	87.9
呼吸器感染症	152／157	96.8
尿路感染症	19／21	90.5
耳鼻科領域感染症	9／9	―
猩紅熱	31／31	100

承認時における一般臨床試験での有効性評価対象例は251例であり，有効率は95.6%（240例）であった．
（添付文書より）

B　検査結果の判断

i　感度と特異度

　検査で病気を判断する場合に避けて通れないのが，感度と特異度を理解することです．感度はある疾患のなかで，検査が陽性になる確率，特異度はある疾患がない場合に検査が陰性になる確率のことです（表Ⅳ-2）．

　どのような検査も感度と特異度は100%にはなりません．つまり，検査をし

表Ⅳ-2　感度と特異度

	疾患（＋）	疾患（－）
検査（＋）	a	b
検査（－）	c	d

感度＝a／(a＋c)
特異度＝d／(b＋d)

表Ⅳ-3　インフルエンザ診断キット（感度90％，特異度95％）を10,000名に行った場合

a 有病率1％のとき

	疾患（＋）	疾患（－）
検査（＋）	90	495
検査（－）	10	9,405

b 有病率30％のとき

	疾患（＋）	疾患（－）
検査（＋）	2,700	350
検査（－）	300	6,650

ても一定の確率で見逃し（疾患があるのに検査が陰性になってしまう）があったり，過剰診断（疾患がないのに検査が陽性になってしまう）が起こり得ることは知っておかなくてはいけないでしょう．

　また，検査で陽性と出た人のうち実際に病気に罹っている人の割合を陽性的中率（positive predictive value：PPV），陰性と出た人のうち実際に罹患していない人の割合を陰性的中率（negative predictive value：NPV）と呼びます．**表Ⅳ-2**において，PPVはa／(a＋b)，NPVはd／(c＋d)の式で計算できます．臨床現場では，感度や特異度よりも，むしろPPVとNPVを意識しながら検査をする必要があります．たとえばインフルエンザの診断キットで感度が90％，特異度は95％であったとします．非流行期でインフルエンザの有病率が1％のときと，流行期で有病率が30％のときで，10,000名に対して同じ検査を行った場合，それぞれ**表Ⅳ-3 a**，**b** のようになります．ここから計算すると，

　　非流行期：PPV＝15.4％，NPV＝99.9％
　　流　行　期：PPV＝88.5％，NPV＝95.7％

IV 風邪とリスクマネジメント

となります．感度が90％，特異度が95％というのは非常に優れた検査ですが，それでも非流行期にたまたま陽性という結果になったとしても，その患者のほとんど（84.6％）はインフルエンザではないということになります．

ⅱ ベイズの定理

　ウイルスの迅速診断の登場は，診療の場面を一変させました．しかし，風邪で来院した子どもに片端から迅速検査をすべきなのでしょうか？　前述したとおり，迅速検査はどれも，100％の確率で病原微生物を当てることはできません．迅速検査が陽性になったとしても，真に疾患があるとはいえないことに注意が必要です．

　そこで問題になるのは，事前確率の考え方です．臨床医は問診や身体所見などから，必ず事前確率を見積もっています．たとえば，発熱と咳嗽症状で受診した子どもで，周囲の流行状況と身体所見から，80％くらいはインフルエンザだろうと判断します．そこで感度90％，特異度95％の検査を行ったとします．検査が陽性の場合の事後確率は98.6％となり，陰性だった場合は29.6％となります．つまり，陽性だったときにはインフルエンザであることは非常にたしからしいのですが，陰性と出たとしてもかなり怪しいということになります．

　次に，全く流行のない時期から発熱している子どもにルーチンで迅速検査を行うとします．病歴と診察での事前確率は1％と見積もっているとき，検査が陽性の場合の事後確率は15.4％，陰性の場合には0.1％となります．たまたま陽性になったとしても，ほとんどインフルエンザではないということになり，検査の結果がかえって混乱を招くことになるでしょう．

　このように検査結果をどのように判断するかは，事前確率に大きく左右されます．事前確率を決めるのは各医師の臨床判断にほかなりません．念のためと片端から検査しても，診療のクオリティは決して上がらないのです．さまざまな検査は単に診断の補助であり，最終的には医師の判断が最も重要だということです．

2 Ⅳ 風邪とリスクマネジメント

風邪のリスクマネジメント

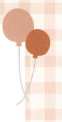

　風邪にはさまざまなリスクがありますが，短期的なリスクと長期的なリスク，育児のリスクに分けて考えると理解しやすいと思われます．短期的なリスクの代表的なものは，急性中耳炎，急性鼻副鼻腔炎，潜在性菌血症，ウイルスによる下気道感染（喘息性気管支炎，細気管支炎），二次性肺炎，熱性けいれん，重篤なものとして脳症や心筋炎などがあります．長期的なものには，ウイルス感染症を反復する子どもでは気管支喘息の発症リスクが高いということがあります．また，滲出性中耳炎から聴力が低下する可能性もあるでしょう．

　育児のリスクとしては，保護者の肉体的・心理的ストレスの増大，家庭内や集団での感染の広がり，保育所を休まなければいけないこと，保護者の就労を妨げることも広義のリスクと考えられます．子どもの身体的な問題だけでなく，家庭における子育ての負担の増大も忘れてはならないリスクなのです．小児診療では，これらすべてを念頭に置いておく必要があります．

　以下にて，風邪の際に意識しておくべきリスクについて考えてみます．

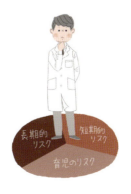

Ⅳ 風邪とリスクマネジメント

A 急性中耳炎

　急性中耳炎は風邪に合併することが多いので，経過中には常に中耳炎のリスクを考慮する必要があります．急性中耳炎は突然発症し，強い痛みを伴うために，保護者を不安にさせ，QOLを大きく下げることになります．抗菌薬が投与されている間は細菌性中耳炎の発症率がやや下がるというデータがありますが[1]，中耳炎はいつ発症するのか予測するのは困難であり，多くの風邪の子どもに長期間抗菌薬を投与するわけにはいきません．急性中耳炎は予防を考えるより，発症したときに適切に対処することが大切です．

　日本では急性中耳炎を起こせば，抗菌薬による治療を行うという医療が普通になっています．耳の症状が出た場合，すぐに抗菌薬を飲ませなければならないと指導されている保護者もたくさんいます．しかし，急性期に必要なのは，"痛みをとる"ための処置です．耳痛を訴えるときには，痛み止めの坐薬を使えるようにしておきましょう．

　また，急性中耳炎の診療において最も重要であるのに，忘れられがちなことがあります．それは，保護者に"急性中耳炎は危ないものではなく，強い耳痛は数時間で治まる"という知識を身につけてもらうことです．中耳炎は風邪の経過中に突然発症するので，"危険なもの"や"必ず治療しなければならないもの"という意識をもってしまうと，子どもが風邪を引くたびに保護者の不安感が増してしまいます．中耳炎の診療でも，大切なのは治療ではなくコミュニケーションなのです．

　日本では，急性中耳炎のリスクが過剰に捉えられてしまっていることに注意すべきです．急性中耳炎は抗菌薬による治療が普通になっていますが，多くの中耳炎はウイルス感染症によるもので，風邪の延長線上にあるのです．

　とりわけ気をつけなければならないのは乳幼児です．中耳と鼻腔は耳管でつながっています（図Ⅳ-1）が，年齢が低いほど中耳腔と鼻腔が近く，耳管も太いために鼻副鼻腔と中耳は一体になっています．そのため，低年齢では中耳に貯留液を認めることが少なくないのです．とくに集団生活を送っている乳幼児では，普段でも貯留液を認めるのが一般的です．そこにウイルス感染

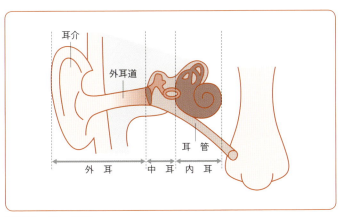

図Ⅳ-1 耳の構造

による急性症状が出ると，急性中耳炎として治療されることが多くなります．このことが"中耳炎は治療すべきものである"という意識を保護者に植えつけ，そのリスク認知を過剰にし，不安感の増大を引き起こしているのです．

　実際には，多くの急性中耳炎に対して積極的な治療は不要で，治療したほうがベターなのは一部の細菌性中耳炎だけです．そこを区別することなく，ほとんどの急性中耳炎に抗菌薬が投与されているというのが現状なのです．

　抗菌薬を漫然と投与することは，鼻副鼻腔に病原性細菌の保菌を増やし，ウイルス感染症を悪化させ，さらなる中耳炎発症の原因となります．目の前の症状にとらわれて，一律に抗菌薬を投与するのは，かえって子どものQOLを落とす結果になっているのです．Ⅳ-4-D-ⅲ（p.143）で詳しく述べますが，これには現在の中耳炎のガイドラインがあまりに治療優先であることが影響しています．プライマリ・ケアの方針としてはなんらかの修正が必要です．

B 鼻副鼻腔炎

　鼻副鼻腔炎は合併症ではなく風邪そのものと考えてよいのですが，便宜上，プライマリ・ケアの現場では1週間以上長引く膿性鼻汁，湿性咳嗽を鼻副鼻腔炎と診断します．保護者の理解の助けになるからです．

Ⅳ 風邪とリスクマネジメント

　鼻副鼻腔炎では，膿性鼻汁から肺炎球菌やインフルエンザ菌などの多くの細菌が検出されるために，細菌性疾患と捉えられ，抗菌薬が投与されることが多いのです．しかし，これまで述べてきたように，鼻副鼻腔炎は乳幼児のウイルス感染症ではごく一般的なものであり，ほとんどは自然治癒するという認識をもつべきです．治療を必要とするのは一部の細菌性鼻副鼻腔炎の場合ですが，その鑑別はⅣ-4-D-ii-b(p.141)で考察します．

　鼻副鼻腔炎の診療で重要なのは治療ではなく，ほかの合併症がないか，慎重にリスクマネジメントを行うことです．高熱の場合には潜在性菌血症をはじめとする深部重症細菌感染症を，耳痛を伴うときには急性中耳炎の合併をそれぞれ疑い，適切に診断することが求められます．

C 潜在性菌血症

　発熱は子どもが受診する最大の原因です．日本では医療機関へのアクセスがよいため，熱が出て1日目に受診することも少なくありません．図Ⅱ-1(p.32)に示したように，風邪の多くでは，初期に出現するのは発熱のみで，十分な症状が出なければ診断が難しく，フォーカス不明の発熱と考えることになります．

　フォーカス不明の発熱のほとんどはウイルス感染症であり，治療が必要なものではありません．しかし，なかには一定の割合で細菌による重篤な感染症が含まれるために，そのリスクを考えて，過剰に抗菌薬が投与されることになってしまいます．とくに問題なのは，症状だけでは診断できない潜在性菌血症(occult bacteremia)でしょう[2,3]．

　潜在性菌血症は，発熱を主な症状とする菌血症で，時に感冒症状や中耳炎を伴うものの，明らかな局所感染症状や全身状態の悪化がないものと定義されています．その5〜15％に，より重症度の高い細菌性髄膜炎や細菌性肺炎，急性喉頭蓋炎，化膿性関節炎，骨髄炎といった重篤な局所感染が続発します．

　図Ⅳ-2に潜在性菌血症の病態を示します．原因となる菌は肺炎球菌とインフルエンザ菌b型(Hib)が約90％を占めますが，これらの菌は乳幼児の鼻副鼻

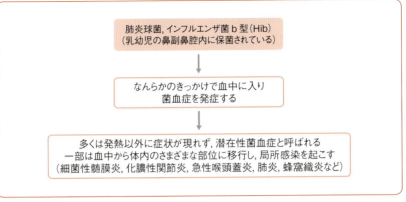

図Ⅳ-2　潜在性菌血症の病態生理

腔に生息しています．前述のとおり，乳幼児はこれらの菌に対する抗体をつくることはできないので，突然，粘膜から血中に菌が侵入し，菌血症を起こします．そのきっかけはよくわかっていません．ウイルス感染が先行することもあるものの，なんの誘引もなく菌血症が起こることもあります．血中に菌が入ると，多くは高熱が出ますが，体温の上昇は菌の増殖には抑制的に働きます．また，血中には多数の白血球や免疫グロブリン，補体などの抗菌作用のあるタンパク質が存在するので，菌はそれほど増えることはできません．菌血症の大部分は自然に治ると考えられます．

しかし，いったん菌が髄液や関節液のなかに入ってしまうと，そこには血球成分や免疫グロブリンがほとんど存在しないために，一気に菌が増殖してしまうことになります．髄液や関節液は血液と比較して，細菌に抵抗する力がはるかに弱いということです．結果として，細菌性髄膜炎や化膿性関節炎が起こります．とくに髄膜炎は放置すると生命にかかわるために，診察医は「初期に風邪だと思っていたが，実は髄膜炎だった！」ということを非常におそれるわけです．

50年以上前から子どもの発熱の原因に菌血症があるということはわかっていたものの，菌血症は血液の培養をとらないと診断できません．海外では多くの報告があり，研究が進んでいた一方で，日本では長く外来診療で培養をとる習

Ⅳ 風邪とリスクマネジメント

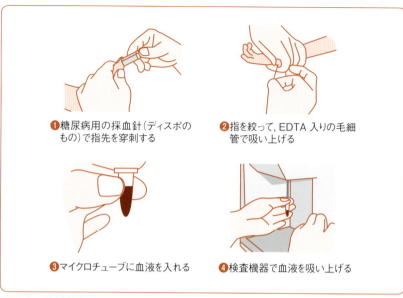

❶ 糖尿病用の採血針(ディスポのもの)で指先を穿刺する
❷ 指を絞って,EDTA入りの毛細管で吸い上げる
❸ マイクロチューブに血液を入れる
❹ 検査機器で血液を吸い上げる

図Ⅳ-3 微量採血法

慣がありませんでした．理由はいろいろありますが，医療機関へのアクセスがよく，発熱の子どもが多数外来を受診するために，全員の血液培養をとることは不可能だし，わからないなら抗菌薬を投与しておけばよいだろうという考えが支配的だったことがあげられます．また，抗菌薬が投与されていると，後で髄膜炎などのさまざまな重症感染が起こっても，血液の培養では菌を検出できないことが少なくないのです．日常診療で菌血症のお子さんがかなりの割合でいたのは間違いないのですが，多くの医師はそれに気がついていませんでした．

　近年，検査機器の発達により，プライマリ・ケアでも簡単に血液検査ができるようになってきています．図Ⅳ-3に示すような，指先や耳朶からの微量採血法で，必要なときには数分で結果をみることができるので，白血球数(WBC)や好中球数(Neu)，CRP値で発熱児のリスクを評価することが可能になりました．白血球数は15,000/μL以上，好中球数は10,000/μL以上がカットオフ値になります．CRP値に関してはカットオフ値を決めるのが困難ですが，急激に上昇するときには潜在性菌血症をはじめとする深部重症細菌感染症のリスクを考えて診療する必要があります．

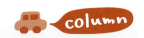

CRPは有用か？

　CRP（C-reactive protein）は感染症の指標としてどこまで有用なのだろうか？

　CRPは1930年に肺炎患者の血清からみつかったタンパクで，肺炎球菌がもっているC多糖体に反応するため，CRPと名づけられた．CRPは肺炎からの回復とともに血中からすみやかに消失し，健康な人間の血清からはほとんど検出されなかったため，当初は肺炎や感染症の指標であると考えられた．しかし，肺炎以外の炎症や組織の破壊でもCRPが増加することがわかり，現在では炎症や組織障害が存在するという指標と考えられている．

　重症細菌感染症の診断にCRP値が有用かどうかは議論のあるところである．これまで，重症細菌感染症の指標としてCRP値を利用できないか，いくつかトライアルが行われているが，カットオフ値をいくらに設定しても満足した指標にはならなかった[4, 5]．とくにHibによる細菌性髄膜炎のように，急速に菌血症が進行して髄膜炎に至るような病気の発見にCRP値は有用ではない．

　では，CRPをどのように使いこなせばよいのだろうか？　CRPは，炎症による組織障害の開始から4〜6時間経過後に産生が始まり，8時間ごとに倍増し，図1のように二次曲線的な上昇カーブとなる．これまでの議論では，ワンポイントのCRP値を指標にできないかということであったため，満足した指標になり得なかった．たとえば，炎症が起こってすぐのCRP値と，十分に時間が経った後のCRP値とでは意味が違うのである．図1のB地点での5.0mg/dLのCRP値より，A地点での2.0mg/dLのCRP値のほうがリスクは高い．小児では，CRP値がこの曲線から大きく乖離して上昇していないかをよく観察しなければいけない．ワンポイントの値だけでは判断できないということに注意が必要である[6]．

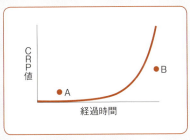

図1　CRP値の上昇

表Ⅳ-4　潜在性菌血症のまとめ

- フォーカス不明の発熱児のなかで，体温や白血球数（WBC），好中球数（Neu），CRP値が高いほど，潜在性菌血症の頻度が高くなる
- 潜在性菌血症の起炎菌は約80％が肺炎球菌，約10％はインフルエンザ菌b型（Hib）であり，そのほかには溶連菌やb型以外のインフルエンザ菌，ブドウ球菌，モラクセラ・カタラーリス，口腔内連鎖球菌なども原因となり得る
- Hibは細菌性髄膜炎や喉頭蓋炎の続発が多く，最も注意が必要である
- 肺炎球菌による潜在性菌血症は，頻度は高いが，自然治癒しやすい．続発症として最も多いのは眼周囲の蜂窩織炎である
- 最も危険なのは髄膜炎菌（*Neisseria meningitidis*）による菌血症であるが，日本国内ではほとんど発生しない

　表Ⅳ-4に潜在性菌血症の基本的な事項を列挙します．Hibワクチン，肺炎球菌ワクチンの普及前は，5歳未満の発熱患者のなかには約0.2％の割合で菌血症が存在し，そのうち約10％（全体の0.02％）が細菌性髄膜炎などのより重篤な生命にかかわる細菌感染症を発症していました．ワクチンの接種が終わっていれば，Hibによる菌血症のほとんどと，肺炎球菌による菌血症の70％は予防できます．

　発熱に対して，実際にはどのように対応するのかを図Ⅳ-4に示します．まず年齢のチェックです．発熱の診療において，生後3ヵ月未満児の発熱は特別に考える必要があります．この月齢の乳児は全身状態の把握が困難で，菌血症や細菌性髄膜炎，尿路感染症などの重症細菌感染症のリスクが高く，さらに症状が急速に進行することもあり，慎重な対応が求められます．明らかに哺乳不良があったり，軽度でも呼吸困難があったりすれば，原則として入院治療を選択します．全身状態に問題がなくても，可能な限り血液検査を行い，重症細菌感染症のリスクを評価することが求められます．この月齢で指標として最も有用なのはCRP値で，2.0mg/dLを超えるようなら，一般的に入院管理になります．入院にならないケースでも，発熱が持続するようなら，初診から12～24時間を経過した後に再検査する必要があります．

　生後3ヵ月を過ぎている場合，まず必要なのは全身状態のチェックです．悪化があれば，ほかの検査項目にかかわらず，入院治療となります．全身状態の悪化がないときには，問診と診察で発熱の原因を確認します．感染症の診断で最も信頼できるのは接触歴であり，家庭内や保育所，幼稚園といった

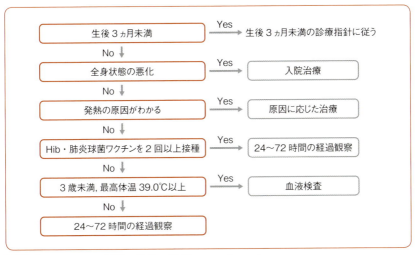

図Ⅳ-4 フォーカス不明の発熱の診療フローチャート

　集団生活のなかで感染症との接触がないかを必ず聞きます．診察所見で明らかな気道感染がわかったら，その時点で診断がつきますし，必要に応じてウイルスや溶連菌，マイコプラズマなどの迅速検査で感染微生物を特定します．

　それでも発熱の原因がわからないケースはフォーカス不明の発熱と考えます．この場合に必要なのはHibワクチンと肺炎球菌ワクチンの接種歴を確認することです．2回以上の接種歴があれば，菌血症の可能性はきわめて低いので，24〜72時間の経過観察を行い，解熱しないなら再度診察します．

　フォーカス不明の発熱で，菌血症のリスクが高いのは3歳未満かつ最高体温が39.0℃以上の場合です．この条件を満たし，ワクチン接種歴がない，あるいは1回のみの接種で十分な抗体価の上昇がないと思われる際には，血液検査を行って菌血症のリスクを評価します．白血球数15,000/μL以上，または好中球数10,000/μL以上であれば，血液培養を施行後にセフトリアキソン（CTRX）50 mg/kgを点滴静注もしくはアモキシシリン（AMPC）60 mg/kg/日の経口投与を実施し，12〜48時間以内に再診して全身状態をチェックします．

　菌血症は発熱直後にみつかることが多く，遷延する発熱はウイルス感染の可能性が高くなります．一般には熱が長引くほど重症感染であると考えられ

IV 風邪とリスクマネジメント

がちですが，これはウイルス疾患の熱が長引くと咳嗽などの気道症状が強く出ることから，そう感じられるのでしょう．ただし，1週間以上発熱が遷延するときには，一般的な感染症以外の可能性を考えなければなりません．

また，発熱の原因として，2歳までの女児，1歳までの男児では，尿路感染症も考慮するべきです．検尿と培養を行う必要がありますが，乳児だと日常診療ではなかなか尿がとれないことも少なくないので，血液検査で白血球数やCRP値に想定以上の上昇がないかを確認しておけばよいと思います．

小児では感染性疾患以外の発熱は少ないですが，発熱性疾患のなかでは，川崎病を診断できるようになっておかないといけません．膠原病や悪性疾患も発熱の原因になりますが，非常にまれです．こういった感染症以外の疾患では，初診時の経過観察によって予後の悪化につながることはないため，症状が揃い，診断ができた後に治療すればよいでしょう．

現在ではワクチンの普及により，菌血症が減少し，発熱のリスクが低くなりました．熱があるからという理由で抗菌薬を投与する時代ではなくなっています[7]．**IV-4**(p.129)で述べますが，リスクゼロを求めると，かえってさまざまなリスクが発生してしまいます．フォーカス不明の発熱の大部分はウイルス感染症であり，自然に解熱します．発熱で抗菌薬が必要な場合はおおむね5〜6％程度と思われます．

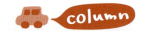

抗菌薬で細菌性髄膜炎は予防できるか？

目の前の子どもが，たとえ潜在性菌血症であったとしても，大部分は自然に治癒する．気になるのは細菌性髄膜炎などの重症感染症を抗菌薬で予防できるかであるが，コントロールスタディが困難であるため，非常に限られたデータしかない．

抗菌薬の静注は一定の効果があることは間違いないが，発熱児全例に行うのは現実的ではない．では，内服の抗菌薬はどうだろうか？ これまでも多くの研究が行われてきたが，その効果は明確ではなく，逆に診断の遅れにつながることが証明されている．また，発熱児に一律に抗菌薬を投与するとなると，膨大な数の投与を行うことになり，リスクの減少というメリットより，抗菌薬の副作用というデメリットのほうが大きくなる．日本では医療機関へのアクセスがきわめてよ

い．状態が悪化したときに何日も受診できないという地域は，国内にはほとんどないだろう．発熱児の診療で最も重要なのは，血液検査でも念のための抗菌薬でもなく，慎重な経過観察であるが，日本ではそれが十分可能であると思われる．

症例① 肺炎球菌による潜在性菌血症（図1）

患児 2歳6ヵ月，女児

主訴 発熱

現病歴 2008年3月3日深夜から発熱あり．翌日朝になって当院受診．来院時体温39.1℃．軽度の鼻汁，咳嗽を認めるが，全身状態の極度の悪化はみられない

既往歴，家族歴 特記すべきことなし

臨床経過 来院時の血液検査では白血球数39,900/μL，CRP値は1.5mg/dLであった．潜在性菌血症を疑い，血液培養採取後にCTRX 50mg/kgの点滴静注を行った．翌日受診時には解熱していたが，左の眼窩周囲の発赤・腫脹を認めた．血液検査では白血球数31,500/μL，CRP値は10mg/dL以上（スケールアウト）であったものの，全身状態はよく，AMPC 60mg/kg/日を経口投与し，そのまま経過観察とした．次の日にグラム陽性球菌検出，肺炎球菌（PRSP）が同定され，肺炎球菌による潜在性菌血症（眼窩周囲蜂窩織炎合併）と診断された

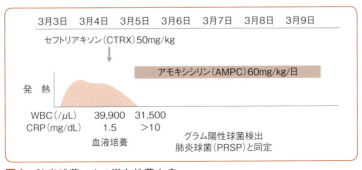

図1 肺炎球菌による潜在性菌血症

症例② Hibによる潜在性菌血症（図2）

患児 2歳0ヵ月，女児

主訴 発熱

現病歴 2003年10月26日より発熱，鼻汁，咳嗽あり．体温は37〜38℃の間を上下しており，咳嗽に伴う嘔吐があった．28日早朝より高熱となったため当院受診

既往歴 アトピー性皮膚炎，滲出性中耳炎

家族歴 特記すべきことなし

来院時現症 身長88.8cm（＋1.45SD），体重13.2kg（＋1.54SD），体温39.9℃．意識レベルは清明で，大きな声で泣く．胸部聴診で異常なく，腹部は平坦，軟．鼻粘膜，咽頭粘膜は正常．左鼓膜に滲出液あり．髄膜刺激症状は認めない

臨床経過 初診時の検査で白血球数16,500／μL，CRP 2.0mg/dLであり，潜在性菌血症を疑い，血液培養採取後，CTRX 50mg/kgを点滴静注した．翌日，体温は38.4℃と解熱傾向にあったが，CRPが上昇し，明らかな髄膜刺激症状を認めたため，細菌性髄膜炎として総合病院に紹介，入院となった．その後，グラム陰性桿菌検出，Hibが同定され，Hibによる細菌性髄膜炎と診断された．入院後の血液培養，髄液培養ではHibは検出されなかった．治療にすみやかに反応し，後遺症なく治癒した．初診時には潜在性菌血症であり，その後に細菌性髄膜炎を発症したケースと考えた

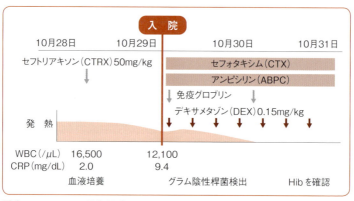

図2 Hibによる潜在性菌血症

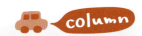

若い先生へ

　日本では，若手医師がプライマリ・ケアの最前線に立つことが多く，最初に患者を診ることになる．初診では発熱の原因がわからず，後で細菌感染症だと判明することも少なくない．当直で発熱児を診察し，抗菌薬を投与せずに帰したら，翌日の受診でCRP値が急激に上昇しており，年配の医師から叱られたという話を聞くこともある．しかし，CRPは後から上昇することは当然だし，さまざまな細菌感染症の症状も時間とともに明確になるのだ．

　感染症は診断がついてから治療すればよいのであって，その前に抗菌薬を投与していなかったから悪くなったと責められるのは筋違いだ．もちろん，全身状態の明らかな悪化，呼吸困難など，絶対に見落としてはいけない症状はあるだろうが，初診時にそのようなリスク評価ができているなら，その後の経過が悪かったとしても，医師が責任を問われるべきではないだろう．

　若い医師には，「わからないからとりあえず治療しておこう」という意識ではなく，「わからないから慎重に経過観察をしよう」という意識をもってほしい．それが，目の前の患者にとって，最大の利益であるのだから．

D　肺　炎

　発熱や咳嗽が続くと「肺炎ではないでしょうか？」と聞かれることはよくあると思います．保護者にとって「肺炎かそうでないか？」は大きな問題のようです．また，保護者から「肺炎を見逃された！」と文句をいわれたことのない小児科医はいないでしょう．後のトラブルを避けるために，発熱や咳の症状が長引いただけで"肺炎"や"肺炎のなりかけ"という病名を使う医師もいます．防衛医療の一端ですが，それゆえに保護者のリスクを過敏にしてしまっているという側面があります．ここにも過度なカテゴライズの弊害が出ています．風邪と肺炎は何が違うのでしょうか？以下で考えてみます．

　肺炎にはさまざまな原因がありますが，小児のプライマリ・ケアではウイルス性肺炎，細菌性肺炎，マイコプラズマ肺炎だけを意識していればよいと

Ⅳ 風邪とリスクマネジメント

思います．低年齢にはウイルス性肺炎が多く，年長になるとマイコプラズマ肺炎が増えます．

さて，肺炎は診察だけでわかるでしょうか？ 呼吸困難を伴わず，聴診上でも異常所見のない肺炎はかなりの頻度で認められます．アメリカの調査では，下気道感染症の症状がない子どものうち，約5～6％に胸部X線上で肺炎がみつかったというデータがあります．これは，診察だけで診断がつかないために，occult pneumoniaと呼ばれています[8]．咳嗽は肺炎を示唆するものではありますが，咳嗽がなくても肺炎は否定できないことに注意が必要です．とくに血液検査で白血球数やCRP値が上昇している場合には，肺炎のリスクが上がります[9]．

実際に小児診療の現場でも，気道感染がある子どもで，"念のため"胸部X線撮影をすると，軽い肺炎がみつかることはよくあります．より微細なところまで撮影できる胸部CT検査を行えば，多くの肺炎を発見することができるでしょう．

では，プライマリ・ケアでは肺炎にどのように対応すればよいのでしょうか？ できるだけ肺炎をすくい上げて，治療すべきなのでしょうか？

結論は，診察だけで肺炎を見分ければよいということです．肺炎は，その症状が出てから診断して治療すればよいのであって，全身状態に問題がなく，呼吸症状も強くないようなら，わざわざ肺炎をみつけなくても，風邪の診断で構いません．診断できない肺炎が多数存在するということは，ほとんどの"元気な肺炎"は自然に治癒しているはずだからです．

そもそも，全身状態や呼吸状態に異常がなく，診察で風邪と診断した子どもで，軽い肺炎をみつけることに，どのような意味があるのでしょうか？ 元気なのに，わざわざX線を撮って肺炎を発見し，その結果，入院せざるを得なくなったとしたら，保護者は次からも軽い風邪で肺炎を心配することになるでしょう．乳幼児はウイルス感染症を繰り返すので，そのたびに保護者が強いストレスを感じることになってしまいます．無駄な検査が，保護者のリスク認知を狂わせてしまうということです．保護者は子どもの風邪にずっとつき合っていく必要があります．そこでのリスク認知の歪みは，子育てのス

トレスの増大につながります．結果として，家庭のQOLを落としてしまうことでしょう．

　肺炎は無理やりみつける必要はない，診察医の判断で十分だということです．だからこそ臨床医の経験が活きるわけです．

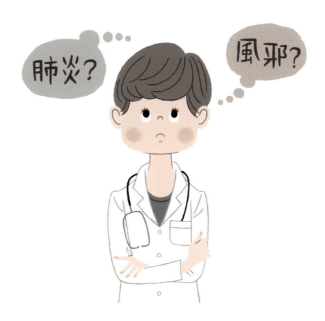

Ⅳ 風邪とリスクマネジメント

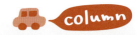

occult pneumonia

患　児	3歳11ヵ月，女児
主　訴	発熱
現病歴	4月某日，未明から発熱（最高体温39.8℃），体の痛みを訴える
既往歴	気管支喘息
家族歴	特記すべきことなし
来院時現症	身長100.0cm（＋0.28SD），体重17.9kg（＋1.37SD），体温38.7℃．意識レベルは清明で，胸部聴診は異常なし．チアノーゼ，努力性呼吸なし

　こういった子どもが外来を受診することは多い．どのように対応すべきか？感染症と思われるが，発熱初期であり，フォーカスもはっきりしない．インフルエンザやほかのウイルス疾患の流行もなく，接触歴もない．

　通常は，何も投薬せず，経過観察すべきだろう．発熱が遷延したり，新たな症状が現れたりしたら受診するよう指示し，帰宅してもらった．翌日になっても解熱せず，下痢，嘔吐が出現したために，再診となった．感染性胃腸炎と考え，高熱が続くため血液検査を行った．結果は表1のとおりで，白血球数が増多しており，炎症の指標となるCRPも高値であった．再度診察し，発熱のフォーカスを探ると，肺野の聴診で軽度の左右差を確認．胸部X線で肺炎を認めた（図1）．

　この例では，咳嗽は伴わず，気道感染症を思わせる症状は何もなかった．た

表1　血液検査結果

```
WBC      57,400/μL
  Neu    86.9%   Eos   1.1%
  Lym     8.7%   Baso  3.3%
  Mono    0.0%
RBC     539×10⁴/μL
Hb       13.2g/dL
Ht       41.0%
Plt      27.4×10⁴/μL

CRP     10mg/dL以上（23.8mg/dL）

便中ロタ・アデノウイルス迅速　（陰性）
咽頭アデノウイルス迅速　　　　（陰性）
```

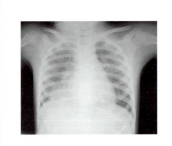

図1　胸部X線で肺炎あり

またま聴診での左右差に気がついたために胸部X線を撮ったのだが，受診タイミングによっては見逃したかもしれない．診断後，入院となったが，入院中も咳嗽はみられなかった．後日，血液培養から口腔連鎖球菌(*Streptococcus mitis*)が検出された．口腔内に生着していた菌が菌血症を起こし，たまたま菌の増殖しやすい環境の臓器である肺で感染症を引き起こしたと考えられる．

このように，血行感染による肺炎は気道症状に乏しい．逆に考えると，肺内には咳嗽レセプターは存在しないことの証明でもある．

マイコプラズマ肺炎

プライマリ・ケアの小児医療で最も診断し，治療することが多いのはマイコプラズマ肺炎である．異型肺炎とも呼ばれ，胸部X線で陰影がはっきりわかる．乳児期にはほとんどなく，4歳～学童期に多い．これは，マイコプラズマは菌体そのものには毒性がなく，一種のアレルギー反応で起こるからである．

初期のマイコプラズマ肺炎は聴診では診断できない．図2は5歳のマイコプラズマ肺炎であるが，聴診では完全に正常だった．年長児で発熱が続き，徐々に咳嗽が出現したために胸部X線検査を行い，診断した．マイコプラズマ肺炎は一般に軽症であり，発熱3～5日で胸部X線検査もしくは迅速診断キットで確認すればよい．重症化する例では，抗菌薬ではなくステロイドが必要になる．

このように，マイコプラズマ肺炎を病初期に診断することは不可能であるが，抗菌薬が重症化を防ぐという十分な証拠はない．マイコプラズマ肺炎かもしれないという理由で，風邪に抗菌薬を投与すべきではない．診断後に治療を開始すればよいのである．

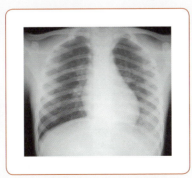

図2 マイコプラズマ肺炎

IV 風邪とリスクマネジメント

E 育児のリスク

　子どもの風邪は，子育てにおける大きなストレスであり，家庭機能に大きく影響します．子どもが咳や鼻汁で眠れない，そうすると母親も眠れず，翌日になって寝不足のまま家事をしたり，仕事にいかなくてはならなかったりするのでは大変でしょう．子どもの風邪で最も重要なのは家庭での安静とケアということを考えると，家庭機能をできるだけ支えることは大切です．

　近年は，低年齢から保育所に入所させる保護者が増えています．保護者の就労だけが理由ではなく，保護者が妊娠中または出産後間もない場合，保護者自身が病気だったり身体に障害があったりする場合，病気や身体に障害のある親族を長期にわたって介護している場合など，子どもを保育所に入所させている理由はさまざまです．

　とくに貧困家庭や母子家庭では，就労して収入を得ることは，家庭機能の継続に欠かせません．また，父親や母親が精神疾患を抱えた家庭もまれではありません．家庭機能が脆弱であるほど，子どもの風邪が大きな問題になるのです．そこへ"風邪への治療"を強要することは，医療者のエゴイズムになっているかもしれません．「熱が出れば病院で薬をもらわなければいけない」という思い込みは，育児のうえでのストレスを増やします．治療優先の医療は，医師視点でのものであり，患者視点，子ども視点ではないのです．もちろん，治療が必要なケースもありますが，各家庭に合わせ，できるだけ負担の少ない方法を考えてあげるべきです．

　子どもの風邪は感染症であり，家庭内や保育所，幼稚園などにおける感染の広がりを，可能な限り防ぐことも必要です．母親への感染は家庭機能を大きく損なってしまいます．また，感染症の流行は集団生活から始まり，社会全体に広がっていきます．子どもにとっては普通の風邪でも，基礎疾患のある成人や，高齢者にとっては，命を落とす感染症になり得るのです．保護者は，自らの就労や用事のために，無理にでも保育所に預けようとすることが多いのですが，子ども自身の安静を守るためにも，一定の期間，集団生活を控えるように指導することは大切です．現在は，病気の子どもを預かる病児保育室も，各地でみられるようになっています．保護者が仕事を休めない，ほかに

預けるところがない場合には，そのような施設を利用することを考えてもよいでしょう．

　本来の風邪診療は，治療ではなく，保護者の育児ストレスを減らし，家庭機能が維持できるようにサポートすることを中心とすべきなのです．"風邪の治療"の代わりに，小児科医が果たすべき役割は非常に大きいと思います．

3 　Ⅳ 風邪とリスクマネジメント

見逃したくない病気

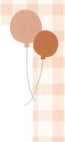

　多くの子どもが風邪症状で受診しますが，そのなかには重大な病気のリスクをはらむケースがあることを忘れてはいけないでしょう．長く小児医療を続けていると，生命にかかわったり重大な後遺症を残したりする可能性がある病気に必ず遭遇します．代表的なものをいくつかあげておきます．

A 細菌性髄膜炎

　細菌性髄膜炎は，Hibによるものが最多で，次いで肺炎球菌です．生後2ヵ月までの乳児では，分娩で感染したB群連鎖球菌(GBS)や大腸菌が原因となることが多く，また日本では少ないですが，髄膜炎菌によるものも忘れてはいけないでしょう．

　プライマリ・ケアで問題になるのは，Hibと肺炎球菌による細菌性髄膜炎です．Hibと肺炎球菌は菌血症の原因となりやすく，さらに髄液内に入って細菌性髄膜炎を引き起こすからです．Hibと肺炎球菌のワクチンが導入されるまでは，プライマリ・ケアでも髄膜炎患者が受診することがありました．

　多くの医師は，病院で診療していた時代には細菌性髄膜炎を治療した経験があるでしょう．病院の場合は，来院時に高熱や意識障害，嘔吐，けいれんなどの症状がみられたと思います．しかし，プライマリ・ケアだと，受診するのは病初期のことが多いため，典型的な症状を認めることは少なく，"風邪"と診断されることもあります．長く小児の診療をしている小児科専門医でも診断がつかないわけですから，一般の医師ではもっと難しいでしょう．

　髄膜炎で大切なのは予防することです．そのためには，出生後できるだけ

早い時期からワクチンを接種するように勧めるべきでしょう．

B 急性喉頭蓋炎

　急性喉頭蓋炎の最大の原因はHibです．Hibによる菌血症の続発症として，細菌性髄膜炎と並び，生命に危険を及ぼす病気です．喉頭蓋は声門上部に位置します．急性喉頭蓋炎を発症すると喉頭蓋が急激に腫れるため，窒息する危険性があるのです．発熱，のどの痛み，飲み込むときの痛みなどが初発症状として多くみられますが，その後数時間のうちに呼吸困難や喘鳴が現れます．さらに進行すると窒息に至ります．

　仮性クループと病態が比較されることがありますが，喉頭蓋炎と仮性クループは病変部位が似ているだけで，全く異なる疾患です．仮性クループは犬吠様咳嗽や嗄声症状ですが，喉頭蓋炎では呼吸困難が主症状となり，全身状態の悪化や図Ⅳ-5のような特徴的なポジションがみられます．

　髄膜炎と同じく，ワクチンによってほとんど遭遇しなくなりましたが，Hib以外のインフルエンザ菌が原因になることもあり，この病気の存在を忘れてはならないでしょう．

C 脳炎・脳症[10]

　脳炎・脳症は年間約1,000例の発症があり，原因の多くはウイルス感染症で

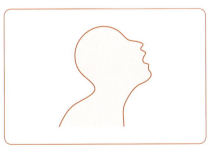

図Ⅳ-5　急性喉頭蓋炎に特徴的な姿勢

す．インフルエンザウイルスが25％と最多で，次いで突発性発疹の原因ウイルスであるHHV-6およびHHV-7，ロタウイルス，ムンプスウイルス，マイコプラズマも脳炎・脳症を引き起こします．これらの感染症の経過中に，通常と異なる中枢神経症状が出現すれば，脳炎・脳症を念頭に置くべきでしょう．

D 心筋炎[11]

　小児の心筋炎の正確な発症頻度は不明ですが，脳炎・脳症の数分の1といったところだと思われます．多くの心筋炎は風邪症状で始まり，その後，数時間〜数日の経過で心症状が出現します．小児期心筋炎のなかでも，その40％を占める劇症型心筋炎がとりわけ問題となります．ウイルス感染が大半で，とくにウイルス血症を起こすエンテロウイルスが原因となりやすく，続いてインフルエンザウイルス，アデノウイルス，パルボウイルスなどもあげられます．原因ウイルスは23％のみで判明しているにすぎず，大半は原因不明であることにも注意が必要です．

　心筋炎の初期症状は非特異的であり，風邪症状の段階で心筋炎を予測することは不可能です．しかし心筋炎は感染症のケースでは常に起こり得るものですから，とにかく心音を聴診することが重要です．不正なリズム，説明のつかない頻脈もしくは徐脈があれば心筋炎を疑うべきでしょう．日本では早期受診が多いため，重篤な心筋炎の場合にはトラブルになることが少なくないのですが，現在の医学では予防は不可能であり，非特異的な症状しかなければ早期発見は難しいものと思われます．

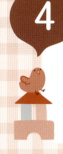
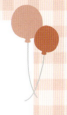

IV 風邪とリスクマネジメント

4 名医が子どもを苦しめる

　刺激的なタイトルですが，日本の医療の行きすぎた専門医志向とプライマリ・ケアの軽視が，子どもの風邪診療にさまざまな悪影響を与えています．なぜそうなってしまうのか，ここで考察したいと思います．

A リスク過剰社会

　まず，現在がリスク過剰社会になっていることを理解する必要があります．日本は，いうまでもなく資本主義社会ですが，その最大の特徴は"労働力が商品化"されることです．現代に生きるわたしたちは，それを当たり前と考えていますが，実際は，資本主義の常識にどっぷり浸かっているのは，ほんの3～4世代前くらいからでしょう．

　労働力が商品ということは，自由競争にさらされるということです．だから，誰でもなれる職業は時給が安く，専門家しかできない仕事は時給が高いのです．単純な給与の問題だけでなく，労働者は自分の労働の社会的価値を高めようと努力するでしょう．それが労働のモチベーションにつながり，社会全体を豊かにしてきたのは間違いありません．自由競争は資本主義社会の最大のメリットといえるでしょう．

　その一方，現代の多くの労働は，リスク管理という側面をもっていることに注意が必要です．とりわけ，ヘルスケアにかかわる仕事ではそうでしょう．ヘルスケアを仕事にする労働者は，自らの労働の価値を高めるために，知らず知らずのうちにリスクを過剰に指摘してしまいがちです．わたしたち医療者

Ⅳ 風邪とリスクマネジメント

の仕事も，意識せずとも資本主義社会のシステムに組み込まれているので，リスクを過剰に伝える傾向にあります．

　リスク情報を適切に提供することは社会の安全につながります．しかし，安全と安心は異なることには気をつけなければなりません．リスクを過剰に指摘することには，社会全体の不安感の増大や無駄な社会的コストの増加など，さまざまな弊害があります．Ⅰ-3 (p.17) で述べたように，とくに子どもに関するリスクは過敏に感じます．子どもの風邪診療においては，常に適切なリスク評価を心がけ，その情報提供は慎重に行うべきです．

B　リスク強調の弊害

　たとえば，歯医者に行ったら「虫歯に気をつけましょう！」と訴えるポスターがあり，耳鼻科に行ったら「中耳炎は言葉の遅れの原因になります！」と警告するポスターがあります．内科に行けば「血圧の薬を飲んで，心筋梗塞を予防しよう！」なんてものもあるかもしれません．それぞれの業界が啓発活動をしています．もちろん必要なことなのですが，そういった行動は，一方ではリスクの強調でもあるわけです．

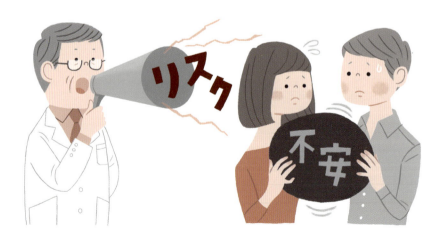

かつて，インフルエンザ脳症に関する情報提供では，大きな社会不安を引き起こしました．インフルエンザに限らず，脳症はウイルス感染症をきっかけにして起こりますが，インフルエンザウイルスは感染患者が多いために，脳症の原因として最多です．それが，ある日突然クローズアップされ，インフルエンザ脳症に気をつけろという報道が一斉になされたことがあります．当時のテレビや新聞では，連日のようにインフルエンザによる死亡者が出た，注意せよと報道されていました．

　相前後して，オセルタミビル（タミフル®）と呼ばれる抗ウイルス薬が発売され，「インフルエンザは風邪ではない」，という一大キャンペーンが行われました．抗ウイルス薬の投与が脳症を防ぐというデータはいまだになく，現在ではその効果は否定的に考えられています．しかし，当時の報道の結果，リスクを過剰に感じた保護者は，子どもが発熱すれば，夜間でも検査や薬を求めて救急を受診することになりました．結果として脳症が減ったのであれば，その啓発活動は成功だったということになりますが，全く減りません．むしろ，人々の不安感が増しました．これはストレス増加という立派な健康被害です．さらに，薬を服用した後の異常行動が問題となり，医療不信を深めることにもなりました．救急は疲弊し，医療費もたくさんかかりました．

　これは，リスクの強調により人々を不幸にさせてしまった例です．脳症の発症が投薬によってコントロールできるということが証明されているのなら，こういったリスク情報を流すことは正しいでしょう．しかし，インフルエンザには脳症という重篤な合併症もある，インフルエンザには効果のある薬がある，早期からその薬を飲めば合併症を防ぐことができるはずだ，と考えるのは科学的根拠のない単なるイメージです．その段階でリスク情報を広く流してしまったことは，社会的にはマイナスに働いたわけです．

　もう1つ，リスク情報が人々を不幸にした典型例をあげておきます．かつて，アトピー性皮膚炎の原因が卵ではないかと疑われた時代がありました．また，卵でショックを起こす子どもが少数みられたために，離乳期に卵を食べさせるときには注意しろという情報が保護者に伝わったのです．しかし，注意しろといわれても，それではいつから，どのような量を，どのような調理法で食

IV 風邪とリスクマネジメント

べさせればよいのか？ どの子どもにショックの危険性が高いのか？ 十分な情報はありません．その結果，非常に多くの家庭で離乳期に卵を避けるようになりました．

昨今，卵アレルギーの子どもが増えています．近年の研究では"離乳期に卵を除去する"ことが，その後の卵アレルギーのリスクを上げるということがはっきりしているので，卵の除去がアレルギーの子どもを増やしたわけです．"卵は危ない"というリスク情報が広がれば，保護者は恐怖感から小さい赤ちゃんに卵を食べさせるのを控えるでしょう．"卵アレルギーに気をつけろ"という情報が，真の卵アレルギーの子どもを増やしてしまったのです．リスク情報が新たなリスクをつくってしまったという典型です．

現代社会は，ネットによって，専門性の高い情報も簡単に手に入ります．若い世代ほど，そういった情報を得やすいですが，今の保護者の多くはネット世代でしょう．子どものリスク情報は広がりやすく，しかもその過程で増幅されることになります．これまで述べてきたように，リスクを下げようとすると別のリスクが顔を出し，そしてむしろ新しいリスクの負担のほうが大きいということはよくあります．人々にリスク情報を流すのは，明確なリスク回避の方法の伝達と同時に行うべきなのです．

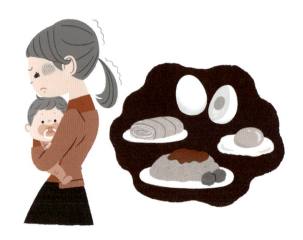

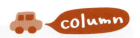

日本の医師は後ろ向きに考える

「インフルエンザ脳症の原因はインフルエンザウイルスであり，抗ウイルス薬を投与すれば脳症を防ぐことができるはずだ」「溶連菌感染後急性糸球体腎炎の原因は，溶連菌という細菌だ．溶連菌感染を起こしたときに抗菌薬で治療すれば，腎炎を防ぐことができるはずだ」「アトピー性皮膚炎の患者の多くは卵のアレルギー抗体をもっている．小さい頃に卵を除去すればアトピーを防ぐことができるはずだ」……．

どれももっともらしい理屈に思える．日本の医師は分析的思考に慣れているので，悪くなった後で患者を診ると，どうしてもその原因を求めてしまい，早くから治療すれば防げるはずだと思ってしまうようだ．専門医からの情報発信が重視されるのも，このことが1つの理由となっているだろう．

しかし，臨床はそんな単純なものではない．治療的介入が合併症を防ぐことができるかどうかは，治療した群と治療しなかった群で，合併症の出現率に差があるかをみなければ判断できない．これを前向き研究と呼ぶ．プライマリ・ケアで大切なのは，このような前向きの視点である．

十分な証拠もないままに，イメージだけで合併症を防ごうとすると，無駄にリスクを強調してしまうことになるだろう．

C 名医ほどリスク認知が狂っている

"名医"と書くと，どのような医師を思い浮かべるでしょうか？　大学病院の教授とか，専門病院の部長クラスの先生でしょう．名医と呼ばれる医師ほど，自分の専門分野をもち，そのなかでもとくに重症な患者を診ておられると思います．日本では専門医志向が強く，専門性が高いほど"名医"と考えられる傾向があるようです．ほとんどの小児科医も専門分野をもっています．アレルギーや膠原病であったり，神経であったり，腎疾患であったりしますが，その分野での専門医を取得している医師も多いのです．

現在の日本の制度では，プライマリ・ケアを担当するのは，病院を退職して開業した医師や，大学から市民病院に派遣されている医師などです．大病

院で重視されるのは専門領域ですので，風邪診療はないがしろにされることが少なくなく,「どうせ治るのだから」と考えられているのが正直なところです．十分なプライマリ・ケアの教育を受けずに，偏った専門領域の知識だけをもっていると，リスク認知が歪んだまま一般診療を行うことになり，専門領域のリスクを過剰に強調してしまうことになります．

たとえば，大病院で膠原病を専門としていた医師が開業すると，やたらと膠原病の診断が多くなり，軽微な症状でも，合併症を防ぐためという理由で治療が開始されることがあります．膠原病は，長いスパンでみると多くの合併症が生じますが，専門医は膠原病であることのリスクと将来の合併症のリスク，その双方を過剰に捉えてしまうのです．診断や見極めが難しく，あいまいな概念の病気ほど，このようなことが起こります．

D 学会とガイドラインの問題点

学会は専門医の集団です．現在の日本では，学会が先導して，さまざまな診療ガイドラインをつくりますが，そこにも大きな問題があります．これまで述べてきたように，専門医はリスク認知が過剰になっていることが少なくなく，ガイドラインにもそれが反映されてしまうからです．とくに日常診療で頻繁に遭遇する疾患は，専門医のつくったガイドラインに従うと過剰診断や過剰治療に陥りやすいのです．ここでは，小児のプライマリ・ケアで参照されることの多い，気管支喘息のガイドライン，鼻副鼻腔炎のガイドライン，中耳炎のガイドラインについて，それぞれ検討してみます．

i 気管支喘息のガイドライン

a．何が問題なのか？

気管支喘息は小児の代表的なアレルギー疾患であり，プライマリ・ケアを受診する患者も多数いると思われます．現在の『小児気管支喘息治療・管理ガイドライン2012』(以下，喘息ガイドライン)[12]は，喘息児の早期発見と早期治療を強く訴えています．しかし，真の気管支喘息は，年長児まで経過をみないと診断できません．乳幼児では，いくつかの気管支喘息発症のリスクファ

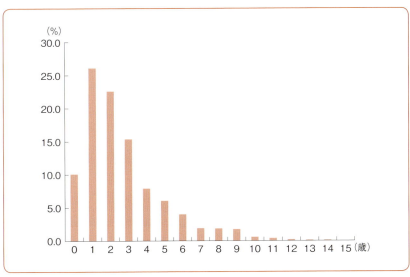

図Ⅳ-6　気管支喘息の発症年齢　　　　　　　　　　　　　（文献13）より）

クターの有無がわかるのみです．喘息ガイドラインがあまりに治療を優先しているために，気道感染症の多い乳幼児の診療に影響を与えています．このガイドラインは，すでに呼吸機能が低下した喘息児を中心に考えて，専門医がつくったものですから，子どもたちを「後ろ向きに」みているために，"最初に治療ありき"になっているのです．真に必要なのは，「目の前のどの子どもが将来的に喘息を発症するか？」という前向きの視点です．

　気管支喘息と確定した子どもを治療することには，多くの小児科医のコンセンサスがあると思われますが，プライマリ・ケアの外来を受診した軽症の喘鳴児をどのように扱うかに関しては，現状のガイドラインに従って対応すると，多くの問題が出てきます．

b．具体的な問題点

　喘息ガイドラインのなかでとくに問題なのは，乳児喘息の診断・治療の指針です．図Ⅳ-6は1970年の水谷らの調査ですが，すでに気管支喘息と診断されている患者にアンケート調査を行ったところ，1～2歳で気道症状が出ているため，喘息の発症年齢のピークはこの頃までにあるとしています[13]．しかし，喘息児であるかないかにかかわらず，感染症の多い年齢で気道症状が出

IV 風邪とリスクマネジメント

るのは当然です．喘息でない子どもを集めてアンケート調査を行っても，同様のグラフになるでしょう．つまり，このデータにはなんら科学的な根拠はないのです．専門医の集団である学会が，こういったデータをもとにしてガイドラインをつくっているのは驚くべきことです．

乳幼児は，ウイルス感染症によって，しばしば喘息発作に似た呼気性喘鳴をきたします．しかし，そのほとんどは自然免疫を獲得するため，学童期までに治癒します．つまり，「気管支の風邪」です．学童期になっても喘鳴を繰り返すのが，アトピー型喘息と呼ばれる「真の気管支喘息」です．真の気管支喘息の病因は，慢性の気道炎症とそれに伴う気道過敏性であり，ウイルス性喘鳴とは異なる病態です．ところが，日本のガイドラインどおりに診療すると，「気管支の風邪」の多くを「気管支喘息の始まり」として治療することになってしまうのです．

実は，乳幼児期の喘鳴は世界中で問題になり，「喘息の初期症状ではないか？」ということが疑われてきました．しかし，海外で行われた多くの前方視的な研究では，乳児期の喘鳴は将来の気管支喘息の有意なリスクではないことがはっきりと示されています．また，治療的介入が気管支喘息の発症を予防するというデータもありません．つまり，反復する喘鳴に対して，早期から治療的介入を行う根拠はないのです．

さらなる問題点ですが，乳幼児は頻繁に鼻副鼻腔炎を起こすため，鼻からの喘鳴はプライマリ・ケアではよくみられます．ぜいぜい，ごろごろが長く続くのですが，こういった症状が喘息の始まりとして治療されることも多くあります．

乳幼児は気道感染症を繰り返すのが普通です．自然に治る病気を「長期的に治療しなければならない」と指導された場合，保護者の負担は大きくなります．また，気道感染による喘鳴はいつ起こるか予測ができません．そのリスクを過剰に伝えてしまうと，保護者の不安感を増大させます．さらに，乳幼児の気道症状のほとんどは上気道由来なのですが，喘息ガイドラインがあまりにも治療を主張するので，風邪の咳でもすぐに気管支に原因を求めてしまいがちです．気管支拡張作用のある貼付薬（ツロブテロール：ホクナリン®テープ）が過剰に使われているのも，このガイドラインが影響しているためです．

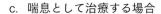

c. 喘息として治療する場合

　では，どのような子どもで気管支喘息の発症に注意しなければいけないのでしょうか？　海外では，気管支喘息発症のリスクに関して，多くの前方視的な研究があります．とくに注目されるのはIlliらの研究で，1,314名の出生児を前方視的に調べた結果，3歳までに持続性の吸入性抗原に感作され，さらに強くアレルゲンに曝露されることが，呼吸機能を低下させ，学童期の気道過敏性につながることを示したものです[14]．また，近年，炎症性疾患の線維化を起こすペリオスチンが，小児の気管支喘息患者の鼻粘膜と気管支粘膜でよく産生されていることが明らかになっています[15]．血清ペリオスチンは，アレルギー性の炎症を介して粘膜の線維化（リモデリング）を起こします[16]．アレルギーの原因となるダニなどの抗原を持続的に吸い込むことが，慢性のアレルギー性炎症を誘発し，アレルギー性鼻炎や真の気管支喘息の発症要因となっているのです．

　呼吸機能を守るために，アレルギーによる炎症を抑制するのは大切なことです．その意味で早期介入を否定するものではないのですが，現在のガイドラインは，乳幼児の喘鳴という症候を重視した介入基準であり，そのことが問題を大きくしています．喘鳴は，低年齢になればなるほど，アレルギーよりも感染症の要素が強いので，防ぎようがありません．さらに，ガイドラインは治療目標がきわめて高く，軽微な症状すらなくならないと，コントロール状態が「良好」であると判断されません．なんとそこでは，風邪の咳が長引くことも喘息の症状と捉えられているのです．咳は風邪のなかで最も長期間続く症状であり，とくに乳幼児は日常的に咳をしているので，喘息が意識されすぎてしまうわけです．実際に，咳が長く続いたり，鼻副鼻腔炎の症状があったりするだけで，「喘息になるかもしれないから」と，長期にわたって医療的介入がなされている子どもはたくさんいます．長期介入が喘息リスクを大きく減らすのであれば，それでもよいのですが，いまだそういったデータはなく，逆に薬の長期投与による影響が危惧されます．

　この問題を解決するためには，プライマリ・ケアの現場で，乳幼児を対象にして，どのような症状が喘息のリスクなのかを調べる必要があります．わたしたちが行った調査では，喘鳴症状が年長になっても持続する最大のリスク

は，"気道症状で入院すること"だとわかりました[17]．逆に考えると，入院が必要でないくらいの喘鳴であれば，ほとんど乳幼児期に治ってしまうのです．軽い喘鳴を喘息だと診断し，治療して，学童期までに治ったとしても，それは自然経過である可能性が高いわけです．

そこで気管支喘息への治療介入する指標として，以下の2点を満たす場合が適当だと考えます．
・入院が必要になるほどの呼吸器症状
・ダニなどの持続型アレルゲンへの感作の証明

とくに乳幼児では，喘鳴や長引く咳嗽などの症候を指標にすべきではありません．

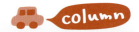

ガイドラインは喘息死を減らしたのか？

2015年7月現在，日本小児アレルギー学会のホームページ(http://www.jspaci.jp/modules/gcontents/index.php?content_id=8)では，小児の喘息死の統計グラフ(図1)を示したうえで，次の文章が掲載されている．

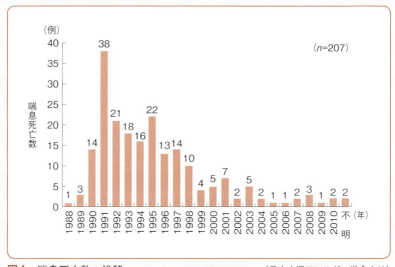

図1　喘息死亡数の推移　　　　　　　　　　　　　　（日本小児アレルギー学会より）

長期管理の徹底

喘息死を防ぐためには，早期に喘息の診断を受けて，アレルゲンの除去・回避を心がけ，定期的に受診して，小児気管支喘息管理・治療ガイドラインを参考にして医師と相談しながら，ICSなどによる抗気道炎症療法を行っていく必要があります．

さらに，患者さんに適した治療を進めるため，喘息日誌，ピークフロー・モニタリング，小児喘息コントロールテストなどを利用し，発作を必要十分に抑制して，長期間，発作がない状態を維持して，寛解を目指します．

喘息死を避けるためには，自己判断による治療の不適切なステップダウンや中断を避けることが重要です．

　このように学会は，早期から喘息を発見し，ガイドラインどおりの治療を行うことにより，喘息死が減ったと主張している．2012年の喘息ガイドラインにも，「JPGL2000（最初の喘息ガイドライン）を発行して以来，わが国の小児喘息の死亡率は明確に減少している」と記載され，喘息死の減少はガイドラインが発行されたためとしている．しかし，ガイドラインが最初に出版されたのは2000年であり，図1からもわかるとおり，すでに喘息死が自然に減少した後である．学会の主張は明らかに間違っているが，学会の権威主義やヒエラルキーがそれを修正することを困難にしているのだ．

　たしかに，近年，喘息死は激減している．しかし，逆にその事実こそが学会の主張が間違っていることを証明している．たとえば，ガイドラインに基づいた治療が喘息死を70％減少させると仮定して，その普及率が70％とすると，ガイドラインが喘息死を50％程度減らす計算となる．しかし実際には，喘息死は90％以上減っている．また，発刊当時から何度もガイドラインの普及度が調査されており，2007年度に実施された，実地医家対象のアレルギー研修会・学術講演会（全国8ヵ所）に出席した医師を対象とした調査でさえ，喘息ガイドラインの認知度は57％，利用度は31％にすぎなかった[18]．専門学会の出席者でこの数値であれば，一般医ではもっと少ないだろう．すべての喘息児がガイドラインどおりに治療されているから喘息死が減ったというのは論理的に矛盾がある．

　ガイドラインの普及によって，一部の重症喘息のコントロールがよくなった

のはたしかだろう．しかし，喘息が悪化する原因の最大のものは環境因子である．喘息死の減少は，ガイドライン以上に，その他の要素のほうがはるかに大きく影響しているのだ．何より，現在は喘息の病態そのものが変わってきている．過去の喘息は気道の慢性炎症による呼吸機能の低下が主因だったが，現在の喘息はウイルスの関与が大きい．感染症の要素が強くなったため，低年齢の喘鳴が増え，逆に学童期以上の喘息は減少してきたわけだ．

病態が変わってきているにもかかわらず，喘息死の減少をガイドラインの治療によるものと解釈すると，未来永劫，喘鳴児に治療を続けなければならなくなる．これは未来の子どもたちにとっての大きな負担となってしまうだろう[19]．

ⅱ 鼻副鼻腔炎のガイドライン

a．何が問題なのか？

小児にターゲットを絞った鼻副鼻腔炎のガイドラインはありませんが，日本鼻科学会が『急性鼻副鼻腔炎診療ガイドライン2010年版（追補版）』[20]のなかで，小児の鼻副鼻腔炎の診断・治療について言及しています．このガイドラインはプライマリ・ケアで使えるものでしょうか？

前述したとおり，鼻副鼻腔炎は風邪の経過でよくみられる病態であり，貯留液の消失までは数週間程度かかりますが，大多数は自然に治癒することがわかっています．しかし，ガイドラインどおりに診療すると，その自然経過に治療介入されることが多くなります．

表Ⅳ-5に，現在のガイドラインにおける重症度スコアを示します．3点までを軽症，6点までを中等症，それ以上は重症と分類され，軽症であれば5日間の経過観察後，改善がなければ抗菌薬を投与，中等症以上は基本的に抗菌薬を投与することとなっています．ガイドラインに従うと，風邪症状が続いて，ときどき鼻をかみ，湿った咳があり，鼻腔で少量の膿性分泌物がたまっているだけで中等症となり，抗菌薬投与の適応となります．

とくに問題になるのは保育所などで集団生活を送っている乳幼児でしょう．集団生活をしていると，頻繁にウイルス感染症を反復するために，副鼻腔に長期間分泌物が貯留した状態となり，鼻汁，咳嗽の症状が長く続きます．そこに次のウイルス感染症を起こし症状が増悪すれば，必ず抗菌薬投与の適応

表Ⅳ-5　ガイドラインにおける重症度スコア

	症状・所見	なし	軽度／少量	中等度以上
臨床症状	鼻漏	0	1 (ときどき鼻をかむ)	2 (頻繁に鼻をかむ)
	不機嫌・湿性咳嗽	0	1 (咳がある)	2 (睡眠が妨げられる)
鼻腔所見	鼻汁・後鼻漏	0 (漿液性)	2 (粘膿性少量)	4 (中等量以上)

軽症：1〜3	中等症：4〜6	重症：7〜8

(文献20)より)

となってしまうわけです．実際，風邪を引くたびに抗菌薬が投与されているということはよくあります．ガイドラインはこういった事情を考慮していないものと思われます．

前にも述べたように，鼻副鼻腔炎の病態の理解はプライマリ・ケアにおいて必須です．しかし，どのような子どもを治療すべきかについては，より慎重な姿勢が求められるのは間違いありません．医師が治療を勧めるということは，裏返せばリスクの強調だからです．

b. 治療

一般に鼻副鼻腔炎は膿性鼻汁を伴い，培養すると肺炎球菌やインフルエンザ菌などの多くの細菌が検出されるため，細菌性疾患と考えて抗菌薬が投与されることが多いのです．すでに述べたように，単なるcolonizationに対して抗菌薬を投薬しても，臨床的な改善が得られないばかりか，副反応や菌の耐性化の問題，さらに，正常細菌叢を乱すことによってかえって病原菌の保菌率を上げてしまうといった弊害があります．デメリットが多いだけでなく，鼻副鼻腔炎の治療そのものに対してネガティブに働く可能性さえあるということです．

小児の鼻副鼻腔炎に対する抗菌薬の効果については，いくつかの臨床研究があります．代表的なものを紹介しますが，2001年にGarbuttらの行った急性鼻副鼻腔炎の調査では，AMPC投与群58名，アモキシシリン・クラブラン酸(AMPC/CVA)投与群48名，プラセボ群55名を比較検討したところ，14日間の投与で臨床的な改善はそれぞれ79％，81％，79％であり，各群間の差はなく，抗菌薬の投与は臨床経過に影響しないと結論づけています[21]．さらに，2005年のKristoらの調査では，MRI検査で診断された4〜10歳の鼻副鼻腔炎患者を対象

に，セフェム系抗菌薬であるセフロキシム(CXM)投与群とプラセボ群で比較し，14日後の臨床症状，画像診断ともに差がなかったことを報告しています[22]．

　一方2009年には，Waldらが小児患者により厳しい基準を適応し，「①鼻汁や日中の咳が10日以上続き，改善傾向にない」「②発症後6日以上経過した後の症状の悪化や39℃以上の高熱，いったん症状が軽快した後の症状の悪化」「③膿性鼻汁を伴った高熱が3日以上続く」のいずれかを満たす場合を対象とし，AMPC/CVAの90mg/kg/日の投与群でプラセボ群に比較して有意に治癒率が高いことを示しています[23]．注意すべきなのは，これは単なる鼻副鼻腔炎を対象にしているのではなく，"細菌性"鼻副鼻腔炎に対する研究だということです．つまり，GarbuttらやKristoらの調査に比べて，より厳しい基準を用いたので，細菌感染症の割合が高く，抗菌薬の効果が出たものと思われます．その結果を受けて，2013年の米国小児科学会(American Academy of Pediatrics：AAP)の細菌性鼻副鼻腔炎ガイドラインでは，原則として抗菌薬を投与することとなっています[24]．

　一方，日本ではアメリカと比較して，医療機関へのアクセスがよいことから，比較的軽症の段階でプライマリ・ケアを受診することが多いので，より慎重な判断が求められます．とくに保育所などで集団生活をしている児では，鼻汁，咳嗽症状が長く続くことは一般的で，しばしば発熱します．単純にWaldらの基準を適応すると，発熱のたびに抗菌薬投与が選択されることにつながりかねないのです．

　前述のように，鼻副鼻腔炎は通常の上気道炎によく合併しますが，細菌性鼻副鼻腔炎は頻繁に罹患するものではありません．細菌による感染症状があるか，それが非常に疑わしいときに限って細菌性鼻副鼻腔炎と診断すべきです．細菌感染を示唆する症状としては，発熱，疼痛，発赤，腫脹です．発熱に関してはウイルス感染症との鑑別が問題になりますが，現在，プライマリ・ケアにおいても白血球数，CRP値を測定できる施設は多く，好中球数やCRPといった指標の上昇がなければ細菌感染症のリスクは低いでしょう．また，日本では各ウイルスの迅速検査も発達しており，海外に比較して，ウイルス疾患の診断が行いやすい環境にあります．このような検査を併用すれば，AAPの基準よりも正確に細菌性鼻副鼻腔炎の診断は可能だと思われます．幸い，

鼻副鼻腔炎に伴う眼窩や頭蓋内の合併症は，日本ではきわめてまれであり，抗菌薬投与がそのような合併症を防ぐという明確な証拠もありません．医療機関へのアクセスのよさを利用すれば，受診が遅れるということもありません．即座に治療が必要な重症感がなければ，Wald らの条件を満たしたとしても，抗菌薬なしで経過観察(wait and see approach)するのが最善の方法です．

抗菌薬の投与基準は，以下のいずれかとするのが，日本の実情に合っています．
- 鼻汁と湿性咳嗽が2週間以上続くとき
- 気道疾患の経過中に39℃以上の高熱があり，好中球数の増多(10,000/μL以上)もしくはCRPの上昇(5.0mg/dL以上)を認めるとき
- 膿性鼻汁を伴った39℃以上の高熱が3日以上続き，ほかのウイルス疾患で発熱が説明できないとき

細菌性鼻副鼻腔炎と診断すれば，AMPC 60mg/kg/日を7日間投与します．

ⅲ 中耳炎のガイドライン

a. 何が問題なのか？

中耳炎の診療も，鼻副鼻腔炎と同じ問題を抱えています．中耳炎のガイドラインで広く使われているものとして，日本耳科学会などによる『小児急性中耳炎診療ガイドライン2013年版』[25]がありますが，これも耳鼻科専門医がつくったガイドラインであり，プライマリ・ケアの現場にはそぐわないものです．

急性中耳炎に関する研究は数多く行われており，どれも抗菌薬の効果はきわめて限定的だということを報告しています．また中耳炎は，決して予後のよくない疾患ではなく，緊急を要することはほとんどありません．ですので，現在は急性中耳炎と診断しても，抗菌薬の投与を控えるというのが世界的な治療の流れです．たとえば，オランダのガイドラインでは，急性中耳炎の90％以上は抗菌薬を投与する必要はなく，少なくとも発症後3～4日は抗菌薬を投与せずに経過観察することとなっています．オランダと日本では，医療制度の違いから受診率が大きく異なります．図Ⅳ-7 に示すとおり，オランダではそもそも受診する患者自体が少なく，抗菌薬が投与される子どももわずかなのに対し，日本ではたくさんの受診患者に対して，ほとんどの場合，抗菌薬が投与されています．両者の間では，抗菌薬の投与量に非常に大きな差

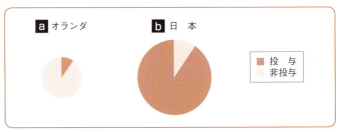

図Ⅳ-7　抗菌薬投与

があることになります．このような治療方針の違いが，中耳炎の予後をどの程度変えているのかということはわかっていません．しかし，オランダや他国で大きな問題が発生していないのであれば，人種の差や感染微生物の差を考慮しても，日本の診療方針が過剰であると考えざるを得ません．これまで述べてきたとおり，医療制度や医師の教育の問題が背景にあるものと思われます．

しかし，日本のガイドラインでは，薬剤耐性菌が多いからという理由で独自のガイドラインが必要であるとし，抗菌薬を積極的に使用することになっています．急性中耳炎にこれほどまでにアクティブな治療を行うように勧めているガイドラインは，世界で唯一のものです．どちらかというと，耐性菌が多いために抗菌薬投与を減らすように勧告するのが科学的な態度ですが，専門医のつくるガイドラインでは，そうはできない事情があるのです．

b．具体的な問題点

日本のガイドラインでは，**表Ⅳ-6**のような症状・所見から重症度スコアをつけ，5点以下は軽症，11点までは中等症，12点以上を重症と判断することになっています．軽症の場合のみ，3日間の経過観察が指示されていますが，24ヵ月齢未満だと3点が加算されますので，原則として全例抗菌薬投与になってしまいます．

前述したように，乳幼児では鼻副鼻腔炎は非常に一般的で，とくに集団生活をしている子では慢性化します．低年齢ほど，鼻腔と中耳の交通がよいため，中耳貯留液を頻繁に認め，これはウイルス感染症により悪化します．つまり，集団生活を送っている乳児では，風邪を引いただけで，中耳炎を理由に抗菌薬が投与されてしまうことになります．

日本では，受診患者数が欧米に比べて圧倒的に多いため，中耳炎患者も軽症例がプライマリ・ケアの小児科や耳鼻科医をしばしば受診しているのが

表Ⅳ-6　重症度分類に用いる症状・所見とスコア

24ヵ月齢未満	3		
耳痛	なし 0	痛みあり 1	持続性の高度疼痛 2
発熱（腋窩）	37.5℃未満 0	37.5〜38.5℃未満 1	38.5℃以上 2
啼泣・不機嫌	なし 0	あり 1	
鼓膜の発赤	なし 0	ツチ骨柄あるいは 鼓膜の一部の発赤 2	鼓膜全体の発赤 4
鼓膜の膨隆	なし 0	部分的な膨隆 4	鼓膜全体の膨隆 8
耳漏	なし 0	外耳道に膿汁あるが 鼓膜観察可能 4	鼓膜が膿汁のため 観察できない 8

（文献25）より作成）

　現状です．今のガイドラインでは，過剰治療を抑えることはできず，かえって抗菌薬による治療を後押ししているといえます．実際に，耳鼻科医で中耳炎や鼻副鼻腔炎に抗菌薬を使用しない方針の医師はきわめてまれです．耳鼻科医は小児科医のような成長・発達をみる視点をもちにくいので，目の前の病気をとにかく治療しなければならないと思いがちになることもその一因です．

　鼻副鼻腔炎と同じく，抗菌薬を飲んだほうがよいのは細菌感染症の場合です．中耳炎全体のなかで細菌性中耳炎の頻度は低いのですが，そういった鑑別がなされることは少ないようです．

　臨床現場の細菌性中耳炎の診断としては，以下の基準が現状に即していると思われます．

- ・耳漏もしくは鼓膜の膨隆が1週間以上続くとき
- ・経過中に39℃以上の高熱があり，好中球数の増多（10,000/μL以上）もしくはCRPの上昇（5.0mg/dL以上）を認めるとき

ⅳ　なぜ日本のガイドラインはプライマリ・ケアで使えないのか？

a．臨床データの問題

　日本では，病気になった後に，どのような治療を行って，経過がどうなったかという研究発表は多数あるのですが，治療した場合としなかった場合の

Ⅳ 風邪とリスクマネジメント

比較試験を行うのはきわめて困難です．気管支喘息などのアレルギーについても，専門医は治療に関する知見は豊富にもっているのですが，"治療しなかった"ケースとの比較がされることはありません．

日本のガイドライン全般にいえることですが，専門医が重症例を念頭に置いてつくられており，「いかに治療するか？」がメインとなっています．欧米では，家庭医が小児の診療に当たりますが，医療機関を受診するまで何日もかかることはごく一般的で，また治療の金銭的な負担も大きいのです．そのため，治療を勧告するガイドラインが必要になります．しかし，日本では医療機関へのアクセスがきわめてよく，医療費の自己負担も非常に少額です．さらに，ほとんどの医師は専門をもち，治療へのモチベーションが高いので，過剰診断・過剰治療になりがちなのです．抗菌薬の過剰投与による細菌の高い耐性化率はそれを証明しています．このような状況で必要なのは，治療抑制のためのガイドラインであり，まずは「どのような症例を治療対象にするか？」という視点をもつ必要があります．

ある疾患の診断基準をつくる場合，最も重要なのは陽性的中率（PPV：p.105参照）です．PPVはその基準で診断した場合，真の疾患がどのくらい含まれるかを示すものです．たとえば，気管支喘息を例に考えてみると，専門病院を受診する患者は，プライマリ・ケアに比べて，もともと喘息のリスクが高い患者なので，専門病院に合わせた診断基準をプライマリ・ケアで用いると，PPVは想定よりも低くなります．結果として，プライマリ・ケアで，多くの非喘息児が予防治療を続けることになってしまうのです．

b．症候重視の弊害

現在のガイドラインは，症候を重視しすぎているのも問題です．喘息では発作や咳を止めるように，鼻副鼻腔炎や中耳炎では臨床症状と医師の所見を判断基準にして治療するようになっています．ガイドラインに必要なのは長期的な視点であり，子どもの成長・発達を阻害するような合併症をどの程度防ぐことができるのかが大切です．喘息ガイドラインなら呼吸機能が，中耳炎のガイドラインなら聴力機能が，長期的に守られるのであれば，積極的に治療的介入を行うべきでしょう．しかし，現在までにそのようなデータはありません．治療によってよくなっているように思う，というのは単なるイメー

ジであって，心理的な要素が大きいので，過剰治療に陥りやすくなります．

　子どもがさまざまな症状を出すのは，ほとんどの場合"自分で治る"ためです．喘鳴，咳嗽，鼻汁といった症状の大部分は自然に治るために起こっているのです．症状を出現させないようにすることはできませんし，それを止めようとする治療は保護者に大きな負担をかけます．プライマリ・ケアの現場では，咳嗽が出ると気管支喘息ではないかと非常に怖がる保護者や，中耳炎になると耳が聞こえなくなると信じている保護者がたくさんいます．喘息，鼻副鼻腔炎，中耳炎はどれも予後の悪い病気ではありません．専門医のつくったガイドラインはリスクが強調されすぎているために，不安感が強い保護者は，軽症の咳や鼻汁でも医療機関を受診し，治療を求めることになっているのです．

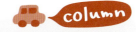

リスク認知の歪み

　どのような病気も，その重症度はグラデーションとなる．プライマリ・ケアを受診する患者の重症度は，図1 **a** のようになるだろう．原則として，すべての重症度の患者が受診するが，大多数の患者の重症度は低い．一方，専門医は図1 **b** の如く，グラデーションの真ん中にある濃い部分の病気を主に診ていくことになる．

　b の集団は **a** の集団よりも，治療が必要なことが多いだろう．現在のガイドラインは，どれも **b** の集団を対象としてつくられている．**b** の集団に対する診療を **a** の集団に対して行えば，過剰診療となることは明白である．

　現在のガイドラインをプライマリ・ケアに適応できないのは，そういった理由からだ．

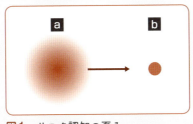

図1　リスク認知の歪み

c. 学会の成り立ちについて

　現在，日本のプライマリ・ケアの診療は，過剰診療をいかに修正していくかという過渡期にあります．ガイドラインは各学会の専門医主導でつくるものですが，学会の理事は学会員の選挙で選ばれるので，現在の標準的な治療に反する指針を示すことは困難です．これまで経験的に行われてきた"治療"を追認してできたのが，現在のガイドラインなのです．そのため，どのガイドラインも過剰診療に"お墨つき"を与えるものになってしまっています．日本の医学会の権威主義的な姿勢が，プライマリ・ケアの診療まで深く入り込んでしまっているわけです．

　さらに，現在の学会は，製薬メーカーなどのバックアップなしには成り立たないという現実があります．喘息のガイドラインには，"治療"のための薬物がカラー写真で何ページにもわたって紹介されており，中耳炎のガイドラインには多数の抗菌薬のメーカーが協力したことが明記されています（表Ⅳ-7）．

　当然ですが，製薬メーカーは薬を売らなければ会社として立ちゆきません．そのためには「薬が必要である」と医師と患者に考えてもらう必要がありますから，ガイドラインは格好の材料になります．

　もちろん，ガイドラインを作成した医師が直接利益供与を受けることはないでしょう．しかし，有形無形の形で製薬会社の意向はガイドラインに反映されることになります．これは日本の医学会がもつ構造的な欠陥なのです．

表Ⅳ-7　ガイドライン作成委員に非個人的金銭利害を提供した団体（50音順）

アステラス製薬株式会社	興和新薬株式会社	中外製薬株式会社
アストラゼネカ株式会社	サノフィ株式会社	株式会社日研化学研究所
エーザイ株式会社	塩野義製薬株式会社	日本新薬株式会社
大塚製薬株式会社	千寿製薬株式会社	日本ベーリンガーインゲルハイム株式会社
小野薬品工業株式会社	第一三共株式会社	バイエル薬品株式会社
株式会社日本ルミナス	大正富山医薬品株式会社	ファイザー株式会社
キッセイ薬品工業株式会社	大日本住友製薬株式会社	Meiji Seika ファルマ株式会社
杏林製薬株式会社	大鵬薬品工業株式会社	MSD 株式会社
協和醗酵キリン株式会社	武田薬品工業株式会社	
グラクソ・スミスクライン株式会社	田辺三菱製薬株式会社	

（文献25）より）

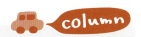

変革を妨げる権威主義

　産業革命はイギリスの"綿"織物業で起こったが，その際に，伝統技術をもち，地位や利権を有する"毛"織物業者が強硬に反対した．権威のある専門家ほど，社会の変化に対応できないというのは歴史が証明している．現在の学会にはびこる権威主義は，臨床医学の変化をスポイルすることになってしまっている．

　学会の組織力，発信力は大きい．しかし前述のように，専門医集団はリスク認知が偏っているために，その情報を発信することはさまざまな弊害をもたらすことがある．「治療したほうがよい」という情報は伝わりやすいが，「治療しなくてもよい」という情報を伝えるのはきわめて難しいのだ．その情報格差が過剰診療を生み出してきた．

　このままでは，いつまで経っても診療の質は向上しない．これからは，プライマリ・ケアからの情報発信が必要である．欧米では，プライマリ・ケア医の学会が活発に活動しており，さまざまな情報を発信している．また，一部の専門病院を対象にした研究では，病気の全体像はつかめないし，プライマリ・ケアにおいて使えるガイドラインをつくることは不可能である．今後はプライマリ・ケアの現場で，普通の子どもを対象にした臨床データを出し，それを世に広めていくという作業が必要であろう．

★ 参考文献

1) Leach AJ, Morris PS：Antibiotics to prevent acute ear infections in children. Cochrane Database of Systematic Reviews, 2013.
http://www.cochrane.org/CD004401/ARI_antibiotics-to-prevent-acute-ear-infections-in-children
2) 西村龍夫, 吉田 均, 深沢 満, 他：小児科外来における occult bacteremia の前方視的調査. 日本小児科学会雑誌, 108（4）：620-624, 2004.
3) 西村龍夫, 吉田 均, 深沢 満：小児科開業医で経験した occult bacteremia 23 例の臨床的検討. 日本小児科学会雑誌, 109（5）：623-629, 2005.
4) Pulliam PN, Attia MW, Cronan KM：C-reactive protein in febrile children 1 to 36 months of age with clinically undetectable serious bacterial infection. Pediatrics, 108（6）：1275-1279, 2001.
5) Sanders S, Barnett A, Correa-Velez I, et al：Systematic review of the diagnostic accuracy of C-reactive protein to detect bacterial infection in nonhospitalized infants and children with fever. J Pediatr, 153（4）：570-574, 2008.
6) 西村龍夫：CRP は感染症の指標になりますか. 白血球数, 血液像との意味の違いはなんですか. 小児内科, 43（増刊）：536-538, 2011.
7) 深澤 満：11 年間の菌血症 118 例によるヒブワクチンと 7 価肺炎球菌ワクチンの有効性. 日本小児科学会雑誌, 119（3）：573-580, 2015.

8) Shah S, Mathews B, Neuman MI, et al: Detection of occult pneumonia in a pediatric emergency department. Pediatr Emerg Care, 26(9): 615-621, 2010.
9) Murphy CG, van de Pol AC, Harper MB, et al: Clinical predictors of occult pneumonia in the febrile child. Acad Emerg Med, 14(3): 243-249, 2007.
10) 森島恒雄: 小児の急性脳炎・脳症の現状. ウイルス, 59(1): 59-66, 2009.
11) 佐地 勉, 小川 潔, 中川雅生, 他; 日本小児循環器学会学術委員会: 小児期急性・劇症心筋炎の診断と治療の指針. 日本小児循環器学会雑誌, 22(4): 514-524, 2006.
12) 濱崎雄平, 河野陽一, 海老澤元宏, 他(監修), 日本小児アレルギー学会(作成): 小児気管支喘息治療・管理ガイドライン2012, 協和企画, 東京, 2011.
13) 水谷民子, 馬場 実, 満川元行: 小児気管支喘息1000例の臨床統計的観察. アレルギー, 19(9): 657-667, 1970.
14) Illi S, von Mutius E, Lau S, et al: Perennial allergen sensitisation early in life and chronic asthma in children: a birth cohort study. Lancet, 368(9537): 763-770, 2006.
15) Jia G, Erickson RW, Choy DF, et al: Bronchoscopic Exploratory Research Study of Biomarkers in Corticosteroid-refractory Asthma (BOBCAT) Study Group: Periostin is a systemic biomarker of eosinophilic airway inflammation in asthmatic patients. J Allergy Clin Immunol, 130(3): 647-654, 2012.
16) Dong GH, Khalmuratova R, Ahn SK, et al: Roles of Periostin in Symptom Manifestation and Airway Remodeling in a Murine Model of Allergic Rhinitis. Allergy Asthma Immunol Res, 4(4): 222-230, 2012.
17) 西村龍夫, 橋本裕美, 絹巻 宏: 就学前の小児を対象にした喘鳴の疫学的調査. 外来小児科, 17(2): 145-151, 2014.
18) 須甲松信: ガイドライン普及のための対策とそれに伴うQOLの向上に関する研究. 平成19年度総括・分担研究報告書, 2008.
19) 西村龍夫: プライマリ・ケアにおける気管支喘息診療の問題点. 外来小児科, 14(1): 36-40, 2011.
20) 日本鼻科学会: 急性鼻副鼻腔炎診療ガイドライン2010年版(追補版). 日本鼻科学会雑誌, 53(2): 103-160, 2014.
21) Garbutt JM, Goldstein M, Gellman E, et al: A randomized, placebo-controlled trial of antimicrobial treatment for children with clinically diagnosed acute sinusitis. Pediatrics, 107(4): 619-625, 2001.
22) Kristo A, Uhari M, Luotonen J, et al: Cefuroxime axetil versus placebo for children with acute respiratory infection and imaging evidence of sinusitis: a randomized, controlled trial. Acta Paediatr, 94(9): 1208-1213, 2005.
23) Wald ER, Nash D, Eickhoff J: Effectiveness of amoxicillin/clavulanate potassium in the treatment of acute bacterial sinusitis in children. Pediatrics, 124(1): 9-15, 2009.
24) Wald ER, Applegate KE, Bordley C, et al; American Academy of Pediatrics: Clinical Practice Guideline for the Diagnosis and Management of Acute Bacterial Sinusitis in Children Aged 1 to 18 Years. Pediatrics, 132(1): e262-280, 2013.
25) 日本耳科学会, 日本小児耳鼻咽喉科学会, 日本耳鼻咽喉科感染症・エアロゾル学会: 小児急性中耳炎診療ガイドライン2013年版, 金原出版, 東京, 2013.

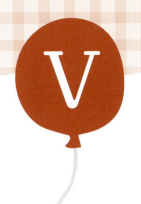

V

新しい風邪診療

1

Ⅴ 新しい風邪診療

風邪は治すもの？

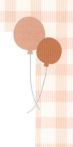

　これまで述べてきたように，風邪に治療は必要ありません．風邪と判断すれば，リスク評価をしたうえで経過観察するのが最善の方法です．ところが，日本の医療制度や環境では，どうしても治療に対して前のめりになりがちです．"風邪に抗菌薬"という診療方針が普通であったことが，その典型といえます．そういった，"風邪を治す"という姿勢は，リスクを低減させるよりも，むしろ新たなリスクをつくってしまうものです．

　「早く風邪を治したいので，風邪薬をください」といって受診する保護者はたくさんいます．その気持ちは汲み取ってあげなければいけませんが，"風邪は薬で治す"という思い込みをつくると，家庭全体のQOLは下がってしまいます．これまでの小児医療では，そういった思い込みを多数つくってしまいました．子どもの成育に最も大切なのは，家庭環境です．子育てのストレスを少しでも減らすためには，思い込みを修正し，保護者の不安感を取り除くようにしてあげたいものです．

　そのためには，小児プライマリ・ケアの意識改革が必要です．"風邪は治すもの"ではなく，"治るもの"であり，医師の役割は，治っていく過程で出てくるさまざまなトラブルに対処していくことです．風邪に伴う合併症，保護者の心理的な問題，経済的・肉体的な負担を軽減してあげることも視野に入れるべきでしょう．単に"風邪を治す"という発想から，子どもと子どもの生育環境をすべて見据えた対処への転換が必要になります．また，そういった意識改革ができてくれば，自然に風邪患者に薬を投与しなくなります．

　"風邪を治す"立派な医師になりたいですか？　それとも，正直に，「風邪に効く薬はありません」といってあげることができる医師になりたいでしょうか？

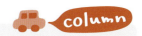

思い込みをつくらないために

　風邪の発熱に抗菌薬は必要ないし，咳止め，鼻汁止めも不要である．そういうと，プライマリ・ケアの小児科医から「保護者の納得が得られるか不安だ」「投薬がなくなれば患者が減って経営に影響する」という話が必ず出る．裏返せば，ほとんどの小児科医は風邪への投薬は無駄であると思いつつも，保護者の満足のために行わざるを得ないということだろう．また，「薬が要らないことを説明するのは時間がかかる」という声もよく聞かれる．どちらかというと，薬を処方したほうが，薬効について説明する必要があるので時間がかかるはずだが，薬を欲しがる保護者を納得させるのは大変だということだろう．

　このように，無駄な投薬を減らすときの最大の障壁は，医師がつくってしまった"保護者の思い込み"である．思い込みをつくらないためには，子どもの初めての風邪への対応が最も重要である．保護者は子どもが小さければ小さいほど不安が大きい．たとえば，生後7ヵ月の子どもの初めての発熱時に抗菌薬が投与され，その後に解熱すれば，保護者のなかに抗菌薬が必要であるとの強い思い込みができてしまうだろう．"念のため"の投薬がその後の保護者の育児に大きな影響を与えてしまうのである．

　小児プライマリ・ケアの現場では，2歳までの子どもの風邪には，可能な限り投薬を避けるべきである．そうすれば，その後も保護者が風邪薬を求めるということはなくなる．薬を求めて来院する保護者に育たなければ，薬のない診療に時間がかかることもない．小児科医にとっても，「風邪薬をください」といって来院されるより，診断やアドバイスを求めて来院されるほうがやりがいがあるだろう．

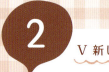

Ⅴ 新しい風邪診療

子どもの視点でみてみよう

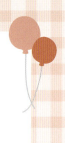

　ここまで医師と保護者の立場で風邪の治療について述べてきました．しかし，小児医療の主人公は子どもです．小児の医療は，保護者と医師で決めるものではなく，"子どもの最大の利益のため"に行うべきでしょう．

　4歳児に戻った気持ちになって読んでください．

　主人公の小助くん，朝から元気に幼稚園に行きました．
　帰ってきたとき，ちょっぴり頭が痛い．お母さんに 「頭が痛いよ〜」といいました．
母「（おでこに手を当てて）そう，風邪かな？ 熱もないし，大丈夫ね」

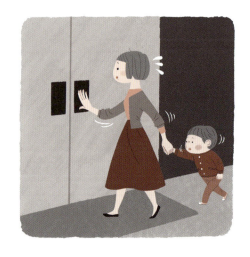

翌朝，起きると，のどが痛いです．
鼻が詰まって，のどがイガイガして，咳も出てきました．

母「あら，大変！ 熱があるわ！」
いつものかかりつけの先生のところに連れていってもらいました．

A Aコース

A先生が処方してくれるお薬はとってもよく効くって評判です．

小助くんはのどをみてもらい，胸の音も聞いてもらいました．
A先生「のども赤いし，風邪ですね．熱があるので抗生物質と，咳と鼻の薬を処方します」
母「ありがとうございます！」
（いろいろと薬を出してくれて，なんて親切な先生でしょう！）

小助くんはおうちに帰って，黄色い粉薬とシロップを飲みました．粉薬は甘くて美味しいのですが，シロップは少し飲みにくい．何度か吐いてしまいました．
でも，熱はいったん下がったものの，また高くなってきました．
ゴホゴホと咳もひどくなってきました．

3日後に，またA先生のクリニックに連れていってもらいました．
A先生「薬が合わないようですね．抗生物質を変えてみましょう．咳がひどくなってきたので，咳止めのテープも処方します」

粉薬の色が変わりました．少し苦い薬です．夜眠る前に背中にテープも貼ってもらいました．

翌日起きると，熱はすっかり下がっていました．まだ咳は出ますが，食欲

V 新しい風邪診療

もだんだん出てきます.

　小助くんは，少しうんちがやわらかくなりました．お薬は5日間飲まないといけないそうです．ちょっぴり嫌なのですが，毎食後にがんばって飲んでいます．お母さんは「薬を変えてもらってよくなった．A先生ありがとう！」と思います.
　だけど，また熱が出ないか，ちょっぴり不安です．

　経過をまとめると図V-1のようになります．このような二峰性の熱はインフルエンザで多いですが，ほかのウイルス感染症でもみられます．お母さんはA先生がいろいろと考えてくれて，治ったのだと思うでしょう．

　一方で，小助くんはどう思うでしょうか？　薬の効果があって治ったのならよいのですが，これが通常の風邪なら薬は関係ありません．抗菌薬を2種類飲んで，体に必要な菌も減らしてしまったかもしれません．副作用は少し下痢をするくらいですが，できれば飲みたくはなかったでしょう．

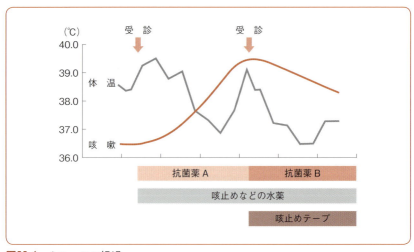

図V-1　Aコースの経過

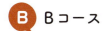 Bコース

かかりつけのB先生はあまりお薬を出さない先生です.

B先生「発熱直後で診断がつきませんが,元気はあるので風邪ですね.様子をみましょう.坐薬を処方するので,頭や耳が痛くなったときだけ,使ってあげてください」

そのほかは,病気のことを説明してもらったり,自宅でできる看病の仕方を教えてもらったりしただけです.

母「ありがとうございます！」

（あれっ？ 飲み薬なし,大丈夫かな？）

小助くんはおうちに帰りました.

でも,熱はいったん解熱したものの,また高くなってきました.

熱が高いときには頭が痛くなります.ゴホゴホと咳もひどくなってきました.

3日後にまたB先生のクリニックに連れていってもらいました.

B先生「熱が続いてますね.今のところ肺の音も悪くありませんし,中耳炎もありません.でも熱が続いているので,念のため簡単な検査をしましょう.……検査も悪くないようです.元気もそんなに落ちてないので大丈夫.もう少し様子をみましょう」

B先生は,咳がひどいときにはハチミツを飲ませるようにいってくれました.

受診後に徐々に熱が下がってきました.ただ,咳は続きます.頭も痛くなってつらい.お母さんにいって,痛み止めを飲ませてもらい,咳がひどくて眠れないときはハチミツをなめさせてもらいました.のどが潤って少し楽になりました.

翌日起きると,熱はすっかり下がっていました.まだ咳は出ますが,食欲もだんだん出てきます.

V 新しい風邪診療

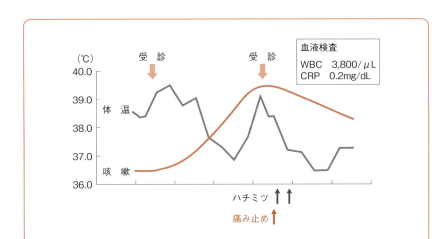

図V-2　Bコースの経過

お母さんは小助くんの顔つきをみてホッとします．「やっと治った，よかった！」と思います．

図V-2はお薬なしコースの経過表です．B先生は何もしてくれませんでした．2回目の受診のときに簡単な血液検査をして，ハチミツと痛み止めを処方してくれただけです．

小助くんはどう感じるでしょうか？　頭が痛いとき，咳がひどくて眠れないとき，お母さんがなんとかしてくれました．「やっぱりお母さんは頼りになる！」って思いました．

C　AコースとBコースの違い

AコースとBコース，何が違うでしょうか？

Aコースでは，母親は薬で治してもらったと考えます．A先生に感謝しますが，経験値は上がりません．次も熱が出れば薬をもらいにいこうと考えます．

Bコースは，母親は子どもが自然に治っていくのを体験できました．B先生

に治してもらったわけじゃありません．だけど，ちょっぴり経験値が上がりました．次に熱が出たとき，慌てることが少なくなるかもしれません．

そして，何よりも違うのは，Bコースでは，母親が子どものためにいろいろと工夫をして，家庭でのケアを行ったということです．風邪による発熱や痛みは大きなストレスです．人の記憶の強さは感情によって左右されます．自分の体がつらいときに看病してもらったという記憶は，非常に強く残るのです．子どもの風邪で一時的に家庭のストレスが増大しても，"お母さんに助けてもらった"という記憶は子どもにとって一生の宝になり，親子の絆を深くします．そこに，"風邪を引く"ことの大きな意味があるのです．

つまり，母親は"自分で治した"という意識，子どもには"母親に治してもらった"という意識をもってもらうことが大切なのです．だからこそ，自然に治る病気に，医療はできるだけ介入しないほうがよい．母親の役割を奪うべきではないのです．

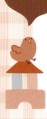
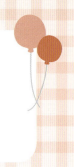

Ⅴ 新しい風邪診療

ダメ出しより
ポジ出し医療へ

　かつては「体温が39℃以上になれば，解熱薬で熱を下げなさい」という診療が当たり前に行われていました．咳や鼻汁にしても同じで，保護者が「咳止めをください」「鼻水を止めてください」と来院すると，保護者の満足するような投薬を行ってきたのです．これまでの小児医療は症状をなくすことを主眼にされてきたといえるでしょう．

　しかし，こういった対症療法を行うことは，高い熱は危ない，咳や鼻汁は止めるべきだと保護者に教えているようなものです．解熱薬で熱を下げなさいと指導された保護者は，何度も子どもの体温を測って，高熱が出ていないかを確認しなければならないでしょう．咳止めが処方された保護者は，次回も咳が出れば，咳止めの薬を飲ませるために医療機関を受診するでしょう．そこには，熱を上げてはならない，咳を出してはならないという，症状をネガティブに捉えてしまう思考があるのです．

　また，熱が出て抗菌薬のおかげで下がった，という経験はどうでしょうか？いかにも子どもが"不要な"細菌感染を受けて，薬で治したという思考につながってしまいます．実際，そのように考えている保護者は多いでしょう．

　たとえば，乳幼児に強い症状を出すRSウイルス感染症も，初感染ではひどい症状が出ますが，2度目の感染からは症状が弱くなり，成人になると普通の鼻風邪になります．感染を繰り返すことは，短期的にはさまざまなストレスになりますが，長期的な視点でみると子どもにとってのメリットが必ずあるのです．

　子どもは風邪症状でつらい思いをします．その症状がいけないものだと考

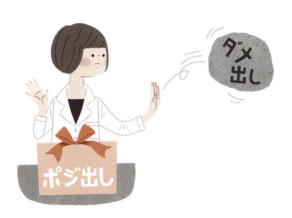

えれば「風邪を引かせてしまった！」という意識が保護者の強いストレスになってしまいます．症候にこだわる風邪診療は，"ダメ出し"をしているのと同じことなのです．逆に，ほとんどの症状は，体を治すために出ているということを強調すべきです．

子どもは，風邪を引いて，その後に自然に治っていく，その結果抗体を獲得し，免疫的に強くなります．子どもが風邪を引くのはある意味自然なことで，将来の集団生活に向けての準備だとも考えられます．それを保護者に伝えれば，苦しい看病の日々にも意味があったと考えてもらえます．わたしはこれをポジ出し医療と呼んでいます．

ぜひ，風邪診療をダメ出しからポジ出しへと変えていきましょう．

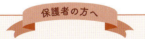

保護者の方へ

子どもは免疫がないので，風邪を引くのは当たり前なのです．熱や咳，鼻水が出るのは，子どもにとってはかわいそうですが，それは体が闘っている証拠です．まれに出るひどい合併症にだけ気をつけていれば，風邪は必ず治ります．繰り返しても大丈夫です．子どもは，そのたびに強くなります．

0歳や1歳から集団生活を開始すると，何度となく風邪を繰り返しますが，小学生くらいになれば，丈夫な子になりますよ．お母さんを悩ませる熱や咳，鼻水にも意味があるってことです．

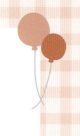

Ⅴ 新しい風邪診療

4 決定版！風邪の治療

　ここまで，繰り返し風邪に効く薬はないと述べてきましたが，そのなかで唯一，風邪を早く治す方法を紹介します．

　図Ⅴ-3は成人のデータ[1]ですが，"●"の群に比較して"▲"の群は有意に風邪症状が早く改善しているのです．"▲"の群と"●"の群は何が違うのでしょうか？

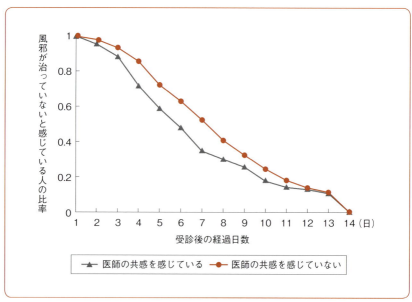

図Ⅴ-3　医師の共感が罹患期間に与える影響　　　　　　　　　　（文献1）より）

それは，担当した医師が純粋に患者に共感を覚えていると患者が感じているかどうかです．患者が医師の共感を認識している場合，そうでなかった患者と比較して，風邪の期間が1日短縮するという結果になりました．共感を与える医師の行為とは，親しみと励ましと安心感を与え，相手に自分の話をさせ，相手の話に親身に耳を傾け，心配を理解し，関心と思いやりをみせ，これからの治療方針をともに考えることだとされています[2]．

　これは非常に期待がもてるデータです．子どもの風邪では，保護者の心理的な要素が強く影響します．保護者に働きかけ，不安感を取り除いてあげて，子どもと上手にかかわるようにすれば，最もよい風邪の治療になるでしょう．
　実際に，子どもの風邪で顔を青くして受診する不安感が強い母親に，「大丈夫，自然に治るよ」とお話しして，家庭でできることを伝えるだけで，母親の顔が明るくなり，感謝されることが多いのです．わたしは，これが最も強力な風邪の治療であると考えています．
　さらにこの治療は1度で効果があるばかりか，その次の風邪にも，そのまた先の風邪にも効果があり，副作用は全くありません．自信をつけた母親は，子どもの風邪の際に対処できるようになり，子どもとの愛着関係をしっかり築くことができます．
　結局，大切なのは「治療より診断」，そして「投薬より説明」であり，「母親に子育て力をつけてもらうこと」，でしょう．これが最大の風邪の治療になるということです．わたしたち小児科医は風邪に対して無力です．しかし，保護者と子どもたちに素晴らしいプレゼントを贈ることができると信じています．

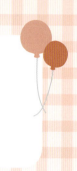

5 Ⅴ 新しい風邪診療

それでも小児科医は素晴らしい

　いろいろと文句を書いてしまいました．賛同していただける先生もおられるでしょうし，「ちょっと違うよ」とか，「全く賛成できない」という先生もきっといらっしゃると思います．わたしは，これまでさまざまなところでディスカッションしたり，講演したりしてきましたが，どこに行っても意見のぶつかり合いがありました．

　これも多くの小児科医が熱心に子どものことを考えているからでしょう．いろいろな科の医師がいますが，小児科医だからこそできる治療や手技というのは何もありません．来院するほとんどのお子さんを治すこともできません．小児科医って何も取り得がないのかもしれません．内科の医師，耳鼻科の医師，皮膚科の医師，誰だって小児科医を名乗ることができそうです．

　そんななかで，小児科医という職業を特別なものにしているのは何か？　それは，目の前にいる子どもの，成長と発達を見据えた診療を行うことです．子どもは大人の縮小版ではありません．その年齢ならではの難しさを必ずもっているものです．乳児期は成長に関連した問題が，幼児期からはさまざまな感染やアレルギーを発症するという課題が，学童期では集団生活に伴うさまざまなやっかいごとが，思春期には心の危機がやってきます．子どもを取り巻く家庭も多くの困難を乗り越えていく必要があります．赤ちゃんが立派な大人へと成長していく過程において，さまざまな局面で，将来を見据えた解決法を保護者と一緒に考える，時にはアドバイスすることができるのが小児科医なのです．わたしはこれこそが小児科医を小児科医たらしめているアイデンティティだと思っています．

また，小児科医の重要な仕事の1つにアドボカシーがあります．社会のなかで子どもの発言権は小さいものです．大人たちで決めたことは，必ずといっていいほど利害がからみますし，さまざまな政策や社会的なアクションが，真に子どもの幸せを追求することから離れてしまっていることも少なくないのです．そこで小児科医は子どもの代弁者となって，"一肌脱ぐ"ことが必要になります．これをアドボカシーと呼んでいます．

　小児科医は困っている子どもに接することが多いからでしょうか，非常にアドボカシーに熱心です．自分の時間をつぶして，なんの報酬もなしに，子どもたちのために動き出そう！　そういうムードを，ほかのどの科の医師よりも強く小児科医はもっているのです．

　現在の小児医療に問題があることは間違いありません．しかし，そういった小児科医のスピリッツをもっている限り，小児医療も必ずよい方向に変わっていくとわたしは信じています．

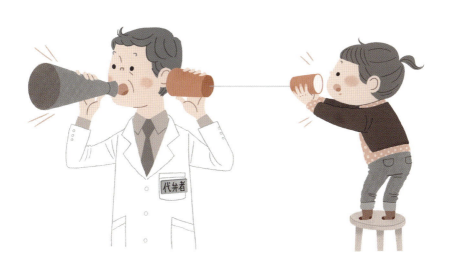

V 新しい風邪診療

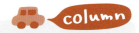

小児医療を変えていこう

　無駄な薬を出さないように心がけている小児科医は，保護者から「熱が出たのでお薬をください」といわれたとき，いいようのない無力感を感じるものだ．それは，保護者の期待どおりに抗菌薬を処方しても，子どものためにならないということと，目の前の患者は普段からどのような健康教育を受けているのかということが透けてみえるからだろう．

　現在，プライマリ・ケアの小児医療では，抗菌薬をはじめとした，風邪の子どもへの投薬がどんどん減ってきている．これは正しい流れであるが，投薬を減らしていく過程ではさまざまな摩擦がある．たとえば，以前は，風邪に抗菌薬を投与することが当たり前であったため，抗菌薬を投与しないと患者からクレームをいわれたり，受診後に発熱が遷延して，ほかの医療機関を受診した場合に，「抗菌薬を出してもらっていないので悪化している」と非難されたりすることもあっただろう．保護者や子どものためだと思い，一生懸命に「今は薬は不要です」とお話ししても，保護者に感情的になられたり，さらには帰り際に診察券を投げて帰られたという話さえある．同じことは咳止めや気管支拡張薬などにもいえるかもしれない．

　若い医師が新しい考えで診療していても，同じ地域の非常に権威主義的な医師が，「風邪は薬で治してあげるのが当然だ」と考えていることもある．そういった影響力の強い医師がいると，保護者との信頼関係を築くのは難しいとされている．小児のプライマリ・ケアを変えていくことは，非常にストレスフルな，いばらの道だといえるかもしれない．

　しかし，このままでは小児科医の社会的地位はいつまで経っても向上しないだろう．真に子どもたちのためになる，社会的に意味のある仕事へ小児医療を変えていこうではないか．それは，子どもたちのためでもあるが，未来の小児科医のためでもある．

　最後に，ジョンズ・ホプキンス大学のTaylor博士の言葉を記す[3]．

> In Pediatrics, less is often better.（中略）We also need to work to change the perception of parents about the limitations of modern medicine so that they realize that "doing nothing" is often better than "doing something" for their children.

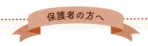

「薬を使わない医療機関がどこにあるか知りたい」ということを，保護者の方からよく聞かれます．これに答えるのはなかなか難しい．わたしも，先方の先生の診療スタイルとか，考え方まではあまり知りません．1つの目安は，日本外来小児科学会に入会しているかどうか，です．この学会は基本的にプライマリ・ケアのための学会ですので，ここの会員ならば，風邪のお子さんのための勉強をする機会が多いと思います．

そのほかの簡単な見分け方を以下にまとめます．

❶ ワクチンを打つように指導してくれる

小児医療で最も大切なのはワクチンを打つことです．ワクチンは，ほとんどの危ない病気から子どもを守ってくれます．

❷ 抗菌薬の処方が少ない

風邪のときに抗菌薬を飲んだほうがよいのは，おおむね10回に1回くらいです．毎回もらっているとすれば，それは誤った医療です．

❸ 診察のときに鼻や耳をみる

とくに鼓膜をみることは大切です．こういった診察をしないと風邪の診断ができません．診断ができなければ必ず過剰診療になります．

❹ 納得のいく説明をしてくれる

病院は薬店ではありません．病気の説明をするところです．風邪薬だけをもらいにいくというのは，子どもにとって健康被害になるだけです．ただし，説明はコミュニケーションですから，どうしても相性があります．うまく信頼関係を築いてください．

もう1つ，「どんなときに病院を受診すればよいか？」ということもしばしば聞かれます．誰でも子育ては不安でいっぱいでしょう．お気持ちはよくわかります．

一応の目安として，以下は覚えておいてください．

- 笑顔が出ている子は，熱や咳，鼻水があっても緊急性はゼロ
- 普段どおり食べていれば，緊急性はゼロ

逆に，以下のこともよく覚えておいてください．

- けいれんや意識障害があれば緊急性あり！
- 極端に呼吸が速いときも緊急性あり！
- 全身の色が悪いときも緊急性あり！
  （もっとも，熱が上がるときは体の色が悪くなります．上がりきってから判断してもよいかもしれません）

症状別の受診の目安も書いておきます．

❶熱

Hibや肺炎球菌のワクチンが済んでいれば緊急性はほぼありません．3日以上熱が続いたら受診してください．ただし，生後6ヵ月までの場合は24時間以内の受診をお勧めします．

❷咳

1週間以上，咳が続いたら受診してください．

❸鼻　水

2週間以上，鼻水が続いたら受診してください．

❹ぜいぜい

呼吸が速いようなら緊急で！ 元気があって，眠れるようであれば24時間以内の受診で可です．

　もちろん，上に書いたような緊急サインは見逃さないようにしてくださいね！

　実は小児科医もチェックしているのはこれくらいなのです．もっとも，大多数の保護者の方よりはたくさんの子どもに接しているし，それなりには状態の悪い子もみているので判断はできますが，医者だって大したことはできないわけです．それでよければ，いつでも受診してください．どの小児科医も，子どものことを考えて，誠心誠意努力はします．きっちり診断できている小児科医ほど薬は少ないかもしれませんが，必要な薬をあえて処方しないってことはあり得ません．

5 それでも小児科医は素晴らしい

　保護者を不安にさせるのは，「熱が出たのに放っておいて，肺炎になったらどうしよう？」ということでしょう．不幸にして肺炎になったとしたら，「もしかして，十分な治療がされなかったのか？」と思われるかもしれません．その気持ちもわかります．

　しかし，何をどうしようが肺炎になるときはなります．ほとんどの呼吸器感染症（熱，咳，鼻水ですね！）では，悪化を薬で防ぐことはできないのです．たとえば，風邪の初期から抗菌薬を飲むとします．その後で肺炎を起こす率は，一部の基礎疾患がある子どもを除き，薬を飲んでいない場合と全く変わりません．むしろ最初から抗菌薬を飲んでいると，耐性菌が増えて，二次性に細菌性肺炎を起こしたときには治療しにくいという結果になってしまいます．ウイルス性肺炎に関しては，効く薬がないのですから手の打ちようがありません．

　「◎◎医院を受診したけど，後で肺炎で入院になった！」っていう経験をしたり，噂話を聞いたりということはよくあると思います．こういった事実も，一生懸命治療しても同じ，ということを証明しているわけです．

　肺炎は防ぎようがないのか！　大変だ！　と思われるでしょうね．

　ですが，よく考えてみてください．肺炎と診断されるお子さんはたくさんいます．しかし，ひどい基礎疾患のあるお子さんを除き，肺炎で亡くなる子はほとんどいないでしょう．肺炎になっても，みんなどこかの時点で治っているのです．ひどくなったときに適切に受診するということさえできていれば，肺炎で亡くなることはありません．わたしも勤務医時代は肺炎をたくさん治療していましたが，実は病院の医師にとっては"肺炎"はごく簡単なケースなのです．大多数はすぐ治るからです．

　特殊な合併症が出て，不幸にも亡くなるお子さんがごくまれにいるのはたしかですが，そんな子がいれば，県内の病院中でうわさになるほど珍しいことだし，どんな薬も効かない特殊な病態だから亡くなるわけであり，飲み薬で予防するのなど，とてもじゃないが無理です．

　これらの理由から，肺炎を予防するために病院に走るのはナンセンスです．病院に行く途中に交通事故に遭うことのほうが危ないですよ．

V 新しい風邪診療

　じゃ，受診する目的は何だ？ 受診しなくてもいいのか？ って思われるかもしれませんね．実は，小児科医が診察する目的は，その時点で様子をみてよいかどうか，今の症状で待っていてもよいのかどうか，ということを判断して，保護者の方に説明することなのです．自然に治るという説明がないと，保護者の方はいつまで経っても，子どもが風邪を引くたびに不安になってしまうでしょう．わたしは，そういった不安感を取り除いて，できるだけ子育ての負担やストレスを軽減することが，プライマリ・ケアにおいて必要だと思っています．

　同じように考える小児科医は増えつつあります．以前はどこを受診しても抗菌薬をもらっていましたが，最近は「何も薬をもらわずに帰ってきました」という話も聞くようになってきました．根気よくそういった先生を探してください．またクリニックのホームページにも治療方針が書いてあることが多いですよ．参考にされてはどうでしょうか．

　多くの子どもたちの健康が保たれて，保護者の方が子育てストレスから開放されればよいのですが……．わたしの望みはそれだけです．

★ 参考文献

1) Rakel DP, Hoeft TJ, Barrett BP, et al：Practitioner empathy and the duration of the common cold. Fam Med, 41（7）：494-501, 2009.
2) ジェニファー・アッカーマン（著），鍛原多惠子（訳）：かぜの科学——もっとも身近な病の生態, 早川書房, 東京, 2014.
3) Taylor JA：Oral rehydration：in pediatrics, less is often better. Arch Pediatr Adolesc Med, 158（5）：420-421. 2004.

索 引

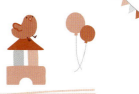

日本語

あ
- 愛着関係・・・・・・・・・・・・・・・・・・・・・・163
- アスベリン®・・・・・・・・・・・・・・・・・・・86
- アトピー型喘息・・・・・・・・・・・・・・・136
- アドボカシー・・・・・・・・・・・・・・・・・165
- アレルギー性喉頭炎・・・・・・・・・・・60
- アレルギー性鼻炎・・・・・・・・・・・・・59
- アレルゲン・・・・・・・・・・・・・・・・・・・137

い
- 医局制度・・・・・・・・・・・・・・・・・・・・・・23
- 胃食道逆流現象・・・・・・・・・・・・・・・60
- 医師臨床研修制度・・・・・・・・・・・・・30
- 陰性的中率・・・・・・・・・・・・・・・・・・105
- 咽頭・・・・・・・・・・・・・・・・・・・・・・・・・・52
- 咽頭炎・・・・・・・・・・・・・・・・・・・・・・・・12
- インフルエンザウイルス・・・・・・・36
- インフルエンザ菌・・・・・・・・・・・・・40
- インフルエンザ脳症・・・・・・・・・・131

う
- ウイルス・・・・・・・・・・・・・・・・・・・・・・35
- ウイルス感染症・・・・・・・・・・・・・・・48
- ウイルス性肺炎・・・・・・・・・・・・・・119

え
- エコー・・・・・・・・・・・・・・・・・・・・・・・・39
- 嚥下・・・・・・・・・・・・・・・・・・・・・37, 52
- 嚥下回数・・・・・・・・・・・・・・・・・・・・・53
- 嚥下反射・・・・・・・・・・・・・・・・・・・・・54
- エンテロウイルス・・・・・・・・・・・・・37

お
- 嘔吐反射・・・・・・・・・・・・・・・・・・・・・56
- オプソニン化・・・・・・・・・・・・・・・・・40

か
- 咳嗽反射・・・・・・・・・・・・・・・・・・・・・53
- 咳嗽レセプター・・・・・・・・・・・・・・・54
- 化学レセプター・・・・・・・・・・・・・・・54
- かかりつけ・・・・・・・・・・・・・・・・・・・93
- かかりつけ医制度・・・・・・・・・・・・・・9
- 確証バイアス・・・・・・・・・・・・・・・・・98
- 過剰診療・・・・・・・・・・・・・・・・・94, 96
- 過剰治療・・・・・・・・・・・・・・・・・・・・・99
- 仮性クループ・・・・・・・・・・・・57, 127
- 風邪概念・・・・・・・・・・・・・・・・・・・・・・8
- 風邪恐怖症・・・・・・・・・・・・・・・・・・・21
- 風邪の教育・・・・・・・・・・・・・・・・・・・23
- 風邪の定義・・・・・・・・・・・・・・・・・・・14

171

カットオフ値 ・・・・・・・・・・・・・・・ 112
家庭医 ・・・・・・・・・・・・・・・・・ 93, 146
家庭機能 ・・・・・・・・・・・・・・・・・ 124
カテゴライズ ・・・・・・・・・・・・・ 8, 13
化膿性関節炎 ・・・・・・・・・・・・・・ 110
川崎病 ・・・・・・・・・・・・・・・・・ 48, 116
眼窩周囲蜂窩織炎 ・・・・・・・・・・ 117
患者サービス ・・・・・・・・・・・・・・ 94
乾性咳嗽 ・・・・・・・・・・・・・・・・・・ 56
関節痛 ・・・・・・・・・・・・・・・・・・・・ 37
感度 ・・・・・・・・・・・・・・・・・・・・・ 104
関連性の錯誤 ・・・・・・・・・・・・・・ 98

き

気管炎 ・・・・・・・・・・・・・・・・・・・・ 12
気管が弱い ・・・・・・・・・・・・・・・・ 66
気管支炎 ・・・・・・・・・・・・・ 4, 12, 62
気管支拡張薬 ・・・・・・・・・・・・ 25, 87
気管支喘息 ・・・・・・・・・・・・・ 60, 66
気管支の風邪 ・・・・・・・・・・・ 69, 136
基幹病院 ・・・・・・・・・・・・・・・・・・ 26
季節性 ・・・・・・・・・・・・・・・・・・・・ 36
喫煙 ・・・・・・・・・・・・・・・・・・・・・・ 60
気道異物 ・・・・・・・・・・・・・・・・・・ 60
救急外来 ・・・・・・・・・・・・・・・・・・ 25
急性喉頭蓋炎 ・・・・・・・・・・・ 110, 127
急性腎炎 ・・・・・・・・・・・・・・・・・・ 42
急性中耳炎 ・・・・・・・・・・・・・・・ 108
莢膜 ・・・・・・・・・・・・・・・・・・・・・・ 40
胸膜炎 ・・・・・・・・・・・・・・・・・・・・ 12
菌血症 ・・・・・・・・・・・・・・・・・ 41, 79

く

薬依存症 ・・・・・・・・・・・・・・・・・・ 92
クラミジア ・・・・・・・・・・・・・・・・ 59
クレーム ・・・・・・・・・・・・・・・・・・ 15

け

経験値 ・・・・・・・・・・・・・・・・・・・ 158
血液検査 ・・・・・・・・・・・・・・・・・・ 29
血液培養 ・・・・・・・・・・・・・・・・・ 112
結核 ・・・・・・・・・・・・・・・・・・・・・・ 59
解熱薬 ・・・・・・・・・・・・・・・・・・・・ 48
権威主義 ・・・・・・・・・・・・・・ 139, 149
研修医 ・・・・・・・・・・・・・・・・・・・・ 25
研修指定病院 ・・・・・・・・・・・・・・ 26
犬吠様咳嗽 ・・・・・・・・・・・・・・・・ 57

こ

広域抗菌薬 ・・・・・・・・・・・・・・・・ 78
抗菌薬 ・・・・・・・・・・・・・・・・・・・・・ 4
口腔 ・・・・・・・・・・・・・・・・・・・・・・ 49
抗原 ・・・・・・・・・・・・・・・・・・・・・・ 76
口呼吸 ・・・・・・・・・・・・・・・・・・・・ 50
抗体 ・・・・・・・・・・・・・・・・・・・・・・ 76
喉頭 ・・・・・・・・・・・・・・・・・・・・・・ 52
喉頭炎 ・・・・・・・・・・・・・・・・・ 12, 57
喉頭蓋 ・・・・・・・・・・・・・・・・・ 54, 127
抗ヒスタミン薬 ・・・・・・・・・・ 25, 82
後鼻漏 ・・・・・・・・・・・・・・・・・・・・ 37
誤嚥 ・・・・・・・・・・・・・・・・・・・・・・ 55
誤嚥リスク ・・・・・・・・・・・・・・・・ 54
呼吸困難 ・・・・・・・・・・・・・・・・・・ 58
国民皆保険 ・・・・・・・・・・・・・・・・ 93
誤診 ・・・・・・・・・・・・・・・・・・・・・・・ 4

子育て力・・・・・・・・・・・・・・・・・・・・・163
鼓膜・・・・・・・・・・・・・・・・・・・・・・・・・27
コミュニケーション・ギャップ・・・・・5
コントロールスタディ・・・・・・・・・・・90

さ

細気管支炎・・・・・・・・・・・・・・・・12, 65
再教育・・・・・・・・・・・・・・・・・・・・・・・29
細菌・・・・・・・・・・・・・・・・・・・・・・・・・35
細菌性髄膜炎・・・・・・・79, 110, 118, 126
細菌性中耳炎・・・・・・・・・79, 109, 145
細菌性肺炎・・・・・・・・・・・・・・・・・・119
細菌性鼻副鼻腔炎・・・・・・・・110, 142
サイトカイン・・・・・・・・・・・・・・・・・32
サービス合戦・・・・・・・・・・・・・・・・・94
酸素飽和度・・・・・・・・・・・・・・・・・・・58

し

耳鏡・・・・・・・・・・・・・・・・・・・・・・・・・28
耳垢・・・・・・・・・・・・・・・・・・・・・・・・・27
自己免疫反応・・・・・・・・・・・・・・・・・43
事前確率・・・・・・・・・・・・・・・・・・・・106
自然経過・・・・・・・・・・・・・・・・・26, 32
疾患ピラミッド・・・・・・・・・・・・・・・23
湿性咳嗽・・・・・・・・・・・・・・・・・53, 56
死亡原因・・・・・・・・・・・・・・・・・・・・・20
死亡リスク・・・・・・・・・・・・・・・19, 20
重症度スコア・・・・・・・・・・・140, 144
集団生活・・・・・・・・・・・・・・・・・・・・・40
受診回数・・・・・・・・・・・・・・・・・・・・・95
上顎洞・・・・・・・・・・・・・・・・・・・・・・・39
上気道炎・・・・・・・・・・・・・・・・・・・・・12
症候重視・・・・・・・・・・・・・・・・・・・・146

常在菌・・・・・・・・・・・・・・・・・・・・・・・79
小児呼吸器感染症診療ガイドライン
・・・・・・・・・・・・・・・・・・・・・・・・・・・10
情報の偏り・・・・・・・・・・・・・・・・・・・35
初期診断・・・・・・・・・・・・・・・・・・・・・47
除菌・・・・・・・・・・・・・・・・・・・・・・・・・42
触覚レセプター・・・・・・・・・・・・・・・55
処方希望・・・・・・・・・・・・・・・・・・・・・97
処方態度・・・・・・・・・・・・・・・・・・・・・97
心因性咳嗽・・・・・・・・・・・・・・・・・・・56
心筋炎・・・・・・・・・・・・・・・・・・・・・・128
診察時間・・・・・・・・・・・・・・・・・・・・・28
迅速検査・・・・・・・・・・・・・・・・・29, 33
診療ガイドライン・・・・・・・・・・・・134

す

髄膜炎菌・・・・・・・・・・・・・・・・・・・・126
睡眠リズム・・・・・・・・・・・・・・・・・・・82
頭痛・・・・・・・・・・・・・・・・・・・・・・・・・37
ストレス増加・・・・・・・・・・・・・・・・131
スペクトラム・・・・・・・・・・・・・・7, 23

せ

正常細菌叢・・・・・・・・・・・・・・・・・・・78
製薬メーカー・・・・・・・・・・・・・・・・148
咳喘息・・・・・・・・・・・・・・・・・・・・・・・68
咳止め・・・・・・・・・・・・・・・・・・・25, 83
セフェム系・・・・・・・・・・・・・・・・・・・74
線維化・・・・・・・・・・・・・・・・・・・66, 137
遷延性咳嗽・・・・・・・・・・・・・・・・・・・58
潜在性菌血症・・・・・・・・・・・・41, 110
喘息ガイドライン・・・・・・・・・・・・134
喘息死・・・・・・・・・・・・・・・・・・・・・・138

喘息性気管支炎・・・・・・・・・・・・・・・・・ 65
先天奇形・・・・・・・・・・・・・・・・・・・・・・・ 20
喘鳴・・・・・・・・・・・・・・・・・・・・・・・・・・・ 63
専門医・・・・・・・・・・・・・・・・・・・・・・・・ 133

そ
早期受診・・・・・・・・・・・・・・・・・・・・・・ 75

た
大学病院・・・・・・・・・・・・・・・・・・・・・・ 26
大腸菌・・・・・・・・・・・・・・・・・・・・・・・ 126
卵アレルギー・・・・・・・・・・・・・・・・・ 132
タミフル®・・・・・・・・・・・・・・・・・・・・ 131
ダメージ・・・・・・・・・・・・・・・・・・・・・・ 17
ダメ出し・・・・・・・・・・・・・・・・・・・・・ 161

ち
チック・・・・・・・・・・・・・・・・・・・・・・・・ 60
中耳貯留液・・・・・・・・・・・・・・・・・・・ 144
腸内細菌・・・・・・・・・・・・・・・・・・・・・・ 76
貯留液・・・・・・・・・・・・・・・・・・・・・・・ 108
治療方針・・・・・・・・・・・・・・・・・・・・・・ 94
治療優先・・・・・・・・・・・・・・・・・・・・・ 124
治療抑制・・・・・・・・・・・・・・・・・・・・・ 146
鎮咳薬・・・・・・・・・・・・・・・・・・・・・・・・ 83

て
適応症・・・・・・・・・・・・・・・・・・・・・・・ 104
適応病名・・・・・・・・・・・・・・・・・・・・・・ 88

と
特異度・・・・・・・・・・・・・・・・・・・・・・・ 104

な
軟口蓋・・・・・・・・・・・・・・・・・・・・・・・・ 54

に
二元論・・・・・・・・・・・・・・・・・・・・・・・・・ 7
二次感染・・・・・・・・・・・・・・・・・・・・・・ 47
日本外来小児科学会・・・・・・・・・・・ 167
乳児死亡率・・・・・・・・・・・・・・・・・・・・ 19
乳児喘息・・・・・・・・・・・・・・・・・・・・・ 135
乳児ボツリヌス症・・・・・・・・・・・・・・ 59
乳幼児医療費助成制度・・・・・・・・・・ 93
乳幼児突然死症候群・・・・・・・・・・・・ 20
尿路感染症・・・・・・・・・・・・・・・・・・・ 116
認知エラー・・・・・・・・・・・・・・・・・・・・ 98

ね
眠気・・・・・・・・・・・・・・・・・・・・・・・・・・ 82
粘稠度・・・・・・・・・・・・・・・・・・・・・・・・ 82
粘膜下出血・・・・・・・・・・・・・・・・・・・・ 43

の
脳炎・・・・・・・・・・・・・・・・・・・・・・・・・ 127
脳症・・・・・・・・・・・・・・・・・・・・・・・・・ 127
膿性鼻汁・・・・・・・・・・・・・・・・・・・・・・ 37
濃度勾配・・・・・・・・・・・・・・・・・・・・・・ 78
のどが赤い・・・・・・・・・・・・・・・・ 25, 28
のどの痛み・・・・・・・・・・・・・・・・・・・・ 37

は
肺炎・・・・・・・・・・・・・・・・・・ 12, 79, 119
肺炎球菌・・・・・・・・・・・・・・・・・・・・・・ 40
肺炎のなりかけ・・・・・・・・・ 4, 62, 119
ハチミツ・・・・・・・・・・・・・・・・・ 58, 157

白血球数 · 80
発熱 · 47
鼻づまり · 49
母親の役割 · · · · · · · · · · · · · · · · · 159
パラインフルエンザウイルス · · · · · · 36

ひ

ヒエラルキー · · · · · · · · · · · · · · · 139
鼻炎 · 12
鼻腔粘膜 · 27
鼻呼吸 · 50
鼻汁吸引 · 64
鼻性喘鳴 · 63
鼻洗水 · 50
鼻副鼻腔炎 · · · 10, 12, 15, 37, 109, 140
飛沫感染 · 41
病原性細菌 · · · · · · · · · · · · · · · · · · 79
病児保育室 · · · · · · · · · · · · · · · · · 124
病的咳嗽 · 56
微量採血法 · · · · · · · · · · · · · · · · · 112

ふ

不安 · 21
フォーカス不明の発熱 · · · · · · 110, 115
副鼻腔炎　→鼻副鼻腔炎
普通感冒 · 10
フリーアクセス · · · · · · · · · 9, 75, 93
不慮の事故 · · · · · · · · · · · · · · · · · · 20

へ

ベイズの定理 · · · · · · · · · · · · · · · 106
ペリオスチン · · · · · · · · · · · · · · · 137
扁桃炎 · 12

ほ

保育所 · 67
防衛医療 · · · · · · · · · · · · · · · 17, 119
保菌 · 41
保菌者 · 41
ホクナリン®テープ · · · · · · · · · · · · 87
保険制度 · 7
保護者の思い込み · · · · · · · · · · · 153
ポジ出し · · · · · · · · · · · · · · · · · · · 161
発作性咳嗽 · · · · · · · · · · · · · · · · · · 57
母乳 · 51
哺乳不良 · · · · · · · · · · · · · · · · · · · 114
ホメオスタシス · · · · · · · · · · · · · · 35

ま

マイコプラズマ · · · · · · · · · · · · · · 59
マイコプラズマ肺炎 · · · · · · 119, 123
前向き研究 · · · · · · · · · · · · · · · · · 133
マクロライド系 · · · · · · · · · · · · · · 74
慢性咳嗽 · · · · · · · · · · · · · · · · 58, 59

み

見逃し · 5

め

名医 · 133
メジコン® · · · · · · · · · · · · · · · · · · · 83
メタニューモウイルス · · · · · · · · · 36
免疫寛容 · 44
免疫病 · 43

や

薬物依存 · 98

よ

陽性的中率 ･････････････････ 105
溶連菌 ･･･････････････････････ 40
溶連菌感染後急性糸球体腎炎 ･････ 43

ら

ライノウイルス ･･････････ 36, 65

り

リウマチ熱 ････････････････････ 42
利益供与 ････････････････････ 148
リスク回避 ････････････････････ 28
リスク過剰社会 ･･････････････ 129
リスク管理 ････････ 17, 18, 21, 129
リスク強調 ･･････････････････ 130
リスク情報 ･･････････････････ 130
リスク認知 ･･･････････････････ 18
リスク認知の歪み ･･･････････ 18, 98
リスクの強調 ･････････････････ 22
リスク評価 ･････････････････ 130
リスクマネジメント ･･････････ 48
リモデリング ･･････････････ 68, 137
流行状況 ･････････････････････ 36
臨床医の経験 ････････････････ 42
リンパ球 ･････････････････････ 76

れ

レセプト ･･････････････････････ 7

わ

ワクチン ･････････････････････ 22

外国語

B群連鎖球菌 ･･･････････････ 126
colonization ･･･････････ 41, 42, 80
common cold ･･･････････････ 10
CRP ･･････････････････････ 80, 113
Hib ････････････････････････ 40
IgG抗体 ･････････････････････ 75
infection ･･････････････ 41, 42, 80
NPV ････････････････････････ 105
occult bacteremia ･･･････････ 110
occult pneumonia ･･･････････ 120
PPV ････････････････････････ 105
RSウイルス ･･････････････････ 36
RSウイルス感染症 ･･･････････ 64

子どもの風邪
新しい風邪診療を目指して
©2015

定価（本体 2,800 円＋税）

2015 年 9 月 1 日　1 版 1 刷
2017 年 5 月 15 日　　2 刷

著　者　西村　龍夫
発行者　株式会社　南山堂
代表者　鈴木　幹太

〒 113-0034　東京都文京区湯島 4 丁目 1-11
TEL 編集(03)5689-7850・営業(03)5689-7855
振替口座　　00110-5-6338

ISBN 978-4-525-28081-9　　　Printed in Japan

本書を無断で複写複製することは，著作者および出版社の権利の侵害となります．

JCOPY ＜(社)出版者著作権管理機構　委託出版物＞

本書の無断複写は著作権法上での例外を除き禁じられています．複写される場合は，そのつど事前に，(社)出版者著作権管理機構（電話 03-3513-6969, FAX 03-3513-6979, e-mail: info@jcopy.or.jp）の許諾を得てください．

スキャン，デジタルデータ化などの複製行為を無断で行うことは，著作権法上での限られた例外（私的使用のための複製など）を除き禁じられています．業務目的での複製行為は使用範囲が内部的であっても違法となり，また私的使用のためであっても代行業者等の第三者に依頼して複製行為を行うことは違法となります．